Plan de acción de la enfermedad pulmonar

CUIDADO PERSONAL DE LA ENFERMEDAD PULMONAR

Nombre

Fecha del plan

Proveedor de cuidados de la salud

Su # de teléfono

MW00907451

...oja que ...uación muestran ...apas de la enfermedad pulmonar. Puede ser que usted tenga síntomas adicionales que no aparecen en esta página.

ZONA VERDE ¡ADELANTE!

Me siento bastante bien (me resulta fácil respirar)

- Tomo los medicamentos usuales
- Cantidad normal de mucosa (flema)
- Buen apetito
- Duermo bien
- Sin dolor de cabeza ni mareos
- Hago mis actividades normales

- ☐ Tome los medicamentos diarios
- ☐ Use el oxígeno como se lo recetaron
- ☐ Continúe con el ejercicio / régimen alimenticio habitual
- ☐ Evite fumar y otros irritantes de los pulmones

Medicamentos usuales	Color del inhalador o de la pastilla	# de inhalaciones o pastillas	Frecuencia

ZONA AMARILLA PRECAUCIÓN

Estoy pasando un mal día (me resulta difícil respirar)

- Más tos
- Más mucosa (flema) o es más espesa
- Menos energía
- Tomo medicamentos de acción rápida más de lo normal
- No duermo bien
- Sin mucho apetito

AVISO: Escuche a su cuerpo. Informe a su equipo de cuidados de la salud sobre sus síntomas y pida una consulta pronto.

- ☐ Continúe con sus medicamentos diarios
- ☐ Use el inhalador de acción rápida cada_____horas
- ☐ Use el oxígeno como se lo recetaron
- ☐ Respire con los labios fruncidos
- ☐ Comience a usar medicamentos adicionales

Medicamentos adicionales	Color del inhalador o de la pastilla	# de inhalaciones o pastillas	Frecuencia

ZONA ROJA DETÉNGASE Y BUSQUE AYUDA

Necesito ayuda urgente (Dificultad para respirar y jadeo)

- Me cuesta respirar, incluso cuando estoy descansando
- No puedo hacer ninguna actividad porque me falta el aire
- Hay sangre en mi mucosa (flema)
- Me siento confundido, arrastro las palabras, me siento aletargado
- Dolor de pecho

- **¡LLAME AL 911 INMEDIATAMENTE!**
- Vaya a una sala de emergencia y pida una evaluación y tratamiento

Se sugieren las siguientes preguntas

¿Qué tanta agua (líquidos) debo tomar? _____

_____

¿Qué cambios en mi régimen alimenticio debo hacer?

_____

¿Qué puede pasar si no dejo de fumar? _____

_____

Otras preguntas que usted puede tener: _____

_____

Este libro no debe reemplazar las recomendaciones o
el tratamiento que recibe de su médico. Su propósito es
complementar la información que usted está recibiendo
sobre las enfermedades pulmonares crónicas.

Este libro se usa frecuentemente en Programas de Rehabilitación Pulmonar.
Estos programas le ayudarán a recuperar el vigor como también le permitirá
funcionar mejor. Usted aprenderá consejos útiles sobre sus medicamentos,
sus opciones en cuanto al régimen alimenticio y como conservar su energía.
Usted conocerá a otras personas que padecen de la misma afección.
La interrelación que usted tenga con otros pacientes y su equipo de
profesionales de la salud se convertirá en un valioso sistema de apoyo.

Si no está en un programa de rehabilitación pulmonar y está interesado
en participar en alguno, pídale a su médico que lo remita a algún
programa en su localidad.

¿Cómo saben los médicos que yo tengo una enfermedad pulmonar crónica?

Puede ser que le hagan muchas preguntas sobre su respiración y su estilo de vida, por ejemplo:

- ¿Tiene problemas respiratorios (jadeo, tos, abundante mucosidad?
- ¿Con qué frecuencia se presentan?
- ¿De qué manera afectan lo que usted puede o no puede hacer?
- ¿Tiene 'desencadenantes' que empeoran su respiración?
- ¿Fuma o está expuesto al humo de segunda mano?
- ¿Está usted en una zona donde hay mucha contaminación atmosférica?

Para diagnosticar correctamente su problema, es posible que deba someterse a un examen respiratorio o a una prueba de la función pulmonar. Estas pruebas medirán su respiración de diferentes maneras y pueden informarle a su médico si usted tiene EPOC o cualquier otra enfermedad pulmonar.

Su médico puede pedirle también que se haga los siguientes exámenes:

- Rayos X
- Prueba de oximetría de pulso
- Exámenes de sangre
- Un electrocardiograma (ECG)
- Una prueba de ejercicio

Estos exámenes le darán más información a su médico sobre la mejor manera de tratar sus problemas respiratorios.

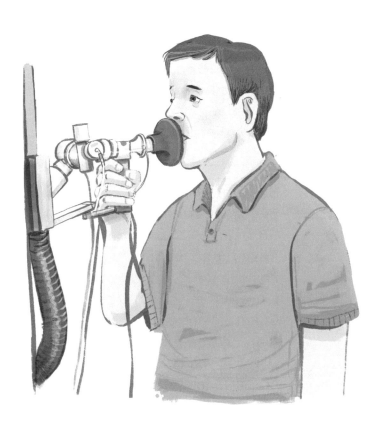

¿Qué contiene este libro?

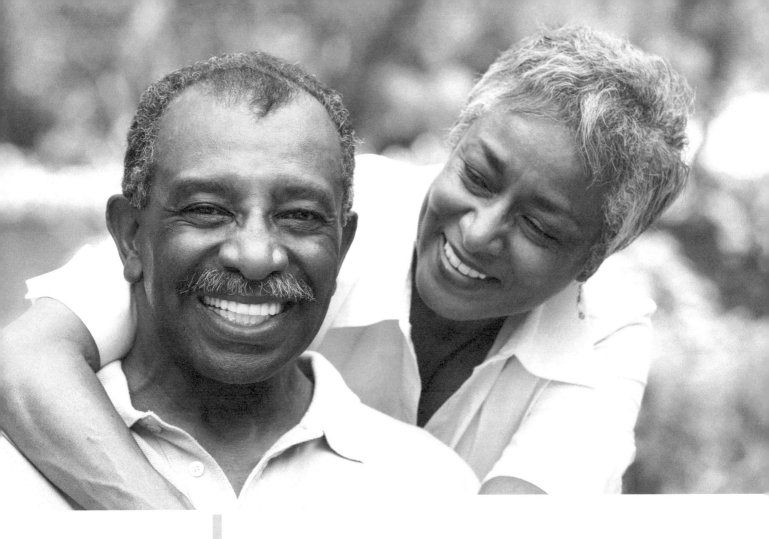

Capítulo 1

Pulmones normales y enfermedades de los pulmones

Una enfermedad pulmonar crónica puede presentarse como:

- enfermedad obstructiva crónica (EPOC)

- enfermedad pulmonar restrictiva

Con EPOC usted tiene dificultad para EXTRAER el aire de sus pulmones. Con la enfermedad pulmonar restrictiva usted tiene problemas para HACER LLEGAR el aire a sus pulmones. Con ambas, usted experimenta síntomas similares: falta de aire o insuficiencia respiratoria.

Las enfermedades pulmonares obstructivas crónicas más comunes son la bronquitis crónica, el enfisema, el asma, la bronquiectasia y la fibrosis quística (FQ).

Las enfermedades pulmonares restrictivas cubren muchas afecciones médicas, pero una de las más comunes es la enfermedad pulmonar intersticial (EPI).

Con cualquiera de las dos, **puede ser** que usted tenga **uno o más** de los siguientes síntomas:

- dificultad para respirar

- una tos crónica, ya sea seca o acompañada de esputo (flema o mucosa)

- sibilancia (un silbido de tono alto causado por el aire que trata de entrar y salir a través de las vías respiratorias

- demasiada flema o mucosidad en los pulmones

- resfriados que duran semanas en vez de días

- sentirse sin aliento cuando participa en actividades

- la sensación de opresión en el pecho o de que algo está obstruyendo el pecho

Vivir con una enfermedad pulmonar crónica significa aprender a controlarla, y la mejor manera de lograrlo es siendo un partícipe activo en su tratamiento. Practique diariamente lo que está aprendiendo en este libro. Haga todas las preguntas a su médico que necesite hacerle. Luego, cuando se presenten problemas respiratorios o infecciosos, usted ya sabrá qué hacer. Usted estará en control y se sentirá bien consigo mismo.

Para entender cómo tratar una enfermedad pulmonar, puede resultarle útil entender cómo funcionan normalmente los pulmones.

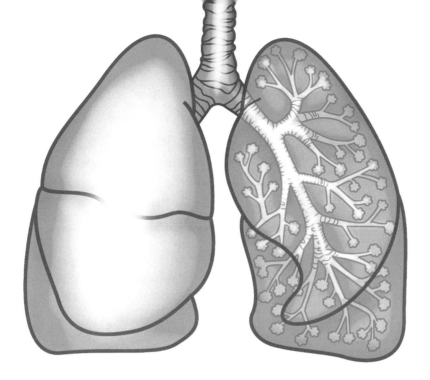

Pulmones normales
y respiración normal

Cada vez que usted **aspira** (inhalación), su cuerpo recibe el **oxígeno** que necesita para vivir. Cada vez que usted **exhala** (espiración), su cuerpo se deshace del **dióxido de carbono** que produce como residuo. Sus pulmones retiran el dióxido de carbono de la sangre de manera que usted pueda exhalarlo.

Si su suministro de aire se suspende por aproximadamente 5 minutos, su cuerpo se queda sin el oxígeno que necesita. Asimismo, si usted no pudiera exhalar el dióxido de carbono que produce su cuerpo, la acumulación en la sangre pronto le produciría dolores de cabeza, fatiga (cansancio) y mareos.

La mayoría del trabajo para aspirar y exhalar el aire de sus pulmones la hace el **diafragma**, el cual es una capa muscular que separa el tórax de la cavidad estomacal (**abdomen**). Sus pulmones se encuentran en una cavidad hermética. Cuando el diafragma se mueve hacia abajo, esta cavidad hermética se expande. Esto crea un vacío que absorbe el aire hacia los pulmones. Cuando su diafragma se relaja, permite que el aire fluya hacia afuera de los pulmones.

El aire entra a su cuerpo a través de la boca o la nariz. Su boca o nariz limpian el aire y ajustan la humedad y la temperatura. Luego el aire entra en la vía respiratoria (**tráquea**) y fluye por conductos de aire grandes (**bronquios**) hacia los pulmones. El pulmón derecho tiene 3 partes, o **lóbulos**, y el izquierdo tiene 2.

Los bronquios suministran aire a todas las partes de los pulmones al dividirse una y otra vez en pequeños bronquios que recorren todos los 5 lóbulos de los pulmones. Los bronquios se subdividen a su vez en pequeños conductos de aire (**bronquiolos**) y finalmente en 300 millones de diminutos sacos de aire elásticos (**alvéolos**).

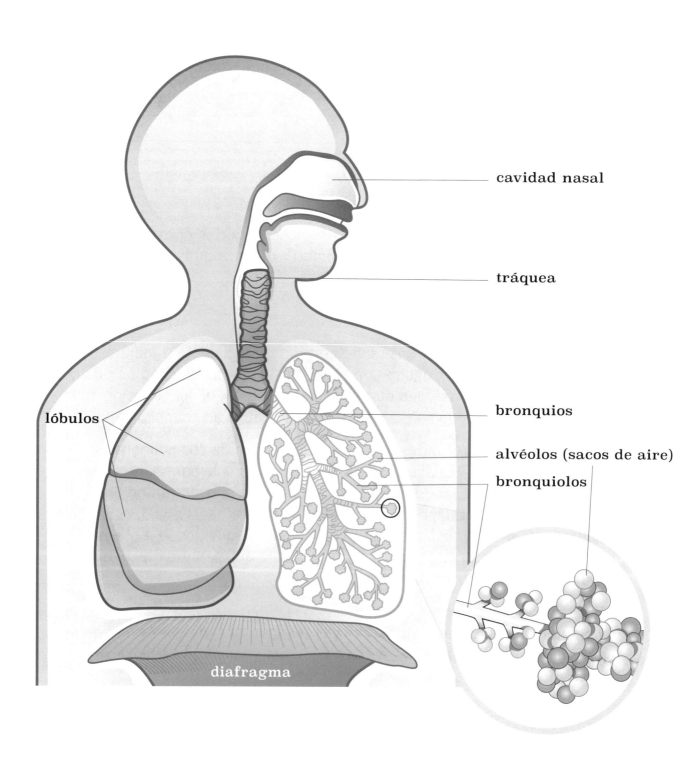

cavidad nasal

tráquea

bronquios

alvéolos (sacos de aire)

bronquiolos

lóbulos

diafragma

mucosa
(emitida por células para atrapar
las partículas de suciedad)

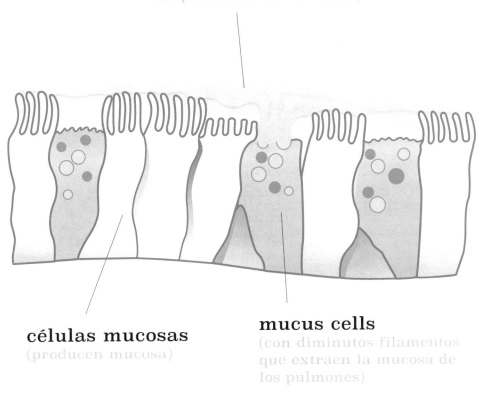

células mucosas
(producen mucosa)

mucus cells
(con diminutos filamentos
que extraen la mucosa de
los pulmones)

Si el aire que entra en sus pulmones contiene gases o partículas de
suciedad, las vías respiratorias en sus pulmones cuentan con un sistema
para limpiarlo. Todas las vías respiratorias están recubiertas con mucosa
y células que tienen filamentos minúsculos parecidos al pelo (**cilios**).
Otras células en las vías respiratorias producen la mucosa que recubre el
extremo de los cilios. Usted tiene millones de cilios, todos expulsando la
mucosa hacia la garganta. Las partículas de suciedad inhaladas quedan
atrapadas en la mucosa, la cual es expulsada hacia arriba en la tráquea.
Desde allí, usted la deglute o la expulsa al toser. De esta manera, se
limpia el aire antes de llegar a los alvéolos. El oxígeno está listo para ser
absorbido por la sangre y transportado a todas partes de su cuerpo.

Las paredes de los alvéolos son tan delgadas como una burbuja de jabón en el momento de explotar. Diminutos vasos sanguíneos (**capilares**) recorren estas paredes. Sus pulmones tienen aproximadamente 3 mil millones de capilares. El oxígeno pasa fácilmente a estos diminutos vasos sanguíneos desde los sacos de aire. Todo el dióxido de carbono pasa a los sacos de aire desde donde es exhalado.

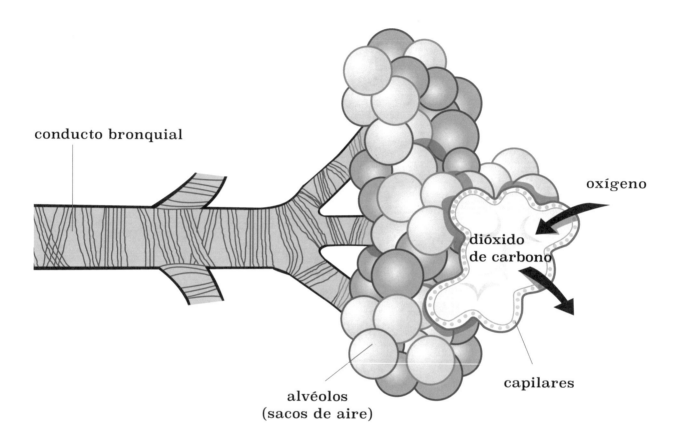

conducto bronquial

oxígeno

dióxido
de carbono

capilares

alvéolos
(sacos de aire)

Ahora que usted entiende cómo funcionan normalmente los pulmones, veamos las seis enfermedades* más comunes de los pulmones.

* Pregunte a su médico cuál de estas enfermedades tiene usted.

La bronquitis crónica es una inflamación del **tejido que recubre los conductos de aire (bronquios).** Se inflaman (se enrojecen y se hinchan) y entonces producen demasiada mucosa. Esto puede resultar a causa de:

- el humo del cigarrillo

- la contaminación del aire

Cualquiera de los anteriores irrita (causa molestias) en el tejido que recubre las paredes de los bronquios. Se hace difícil respirar y usted puede desarrollar una tos crónica y sibilancia (jadeo). Puede suceder que algunos conductos de aire se obstruyan por exceso de mucosa. Cuando esto sucede, usted tiene más probabilidades de contraer infecciones de los pulmones. También pueden causar daños perdurables en sus pulmones.

Los antibióticos pueden curar las infecciones bacterianas, pero no pueden curar la bronquitis crónica en sí. La mejor manera de disminuir los síntomas de la bronquitis crónica y prevenir su exacerbación o recrudecimiento es:

- **evitar el factor irritante que causa la enfermedad (especialmente el humo del cigarrillo)**

- tomar suficientes líquidos, especialmente agua, para mantenerse hidratado

- mantener sus pulmones libres de mucosa

- tomar los medicamentos que le han recetado

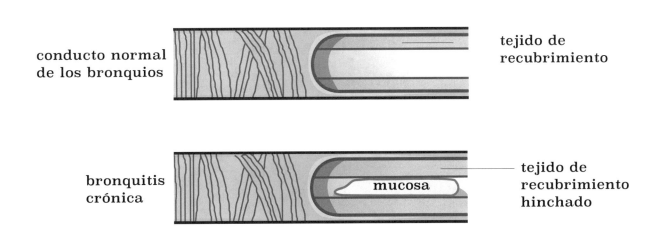

conducto normal de los bronquios

tejido de recubrimiento

bronquitis crónica

mucosa

tejido de recubrimiento hinchado

☐ Enfisema

El enfisema es una enfermedad que **destruye los sacos de aire.** También causa el colapso de las vías respiratorias. La mayoría de los casos de enfisema son causados por fumar cigarrillos. Los sacos de aire, los vasos sanguíneos y el tejido que los soporta se destruyen. Muchos de los diminutos conductos de aire colapsan. Con el enfisema:

- La transferencia de oxígeno y de dióxido de carbono no ocurre como debería.

- Se necesita presión extra para exhalar; algunas vías respiratorias pequeñas y hasta los conductos de aire grandes (tubos bronquiales) pueden colapsar, de manera que su cuerpo tiene que trabajar más para extraer el aire.

- Es posible que usted tenga dificultad para respirar y tosa.

- Con el tiempo, sus pulmones y hasta su corazón pueden agrandarse.

- Su pecho se vuelve redondo (en forma de barril).

El enfisema no tiene cura, pero los medicamentos y los ejercicios de respiración le ayudan a disminuir los síntomas y la exacerbación o recrudecimiento. **No fumar** y evitar otros factores irritantes le ayudarán a usted a disminuir el avance de la enfermedad.

Muchas personas con EPOC padecen de ambas enfermedades, el enfisema y la bronquitis crónica.

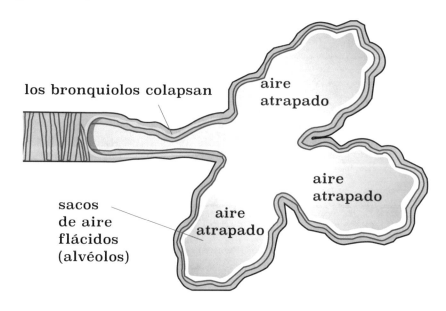

los bronquiolos colapsan

aire atrapado

aire atrapado

sacos de aire flácidos (alvéolos)

aire atrapado

Asma

Si usted tiene asma, sus **vías respiratorias se inflaman y se hinchan.** También producen **mucosa extra.** Los músculos en las paredes de estas vías respiratorias también entran en un **espasmo** y comprimen las vías respiratorias. Estos cambios dificultan la entrada y la salida del aire de los pulmones. Esto se conoce como un **recrudecimiento de asma.**

Durante un recrudecimiento de asma (ataque o episodio), puede ser que usted:

- tosa

- tenga dificultad para respirar

- sienta oprimido el pecho

- sienta silbidos al respirar (un sonido similar a un silbido de tono alto producido por el aire al tratar de entrar y salir por sus vías respiratorias)

Las cosas que pueden causar el recrudecimiento del asma se conocen como desencadenantes. Puede haber muchos tipos de desencadenantes, y varían de persona a persona. Entre los desencadenantes comunes están:

el humo	el ejercicio	el polen
las mascotas	los ácaros	los resfriados y la gripe
aromas	productos de limpieza solubles	

La mejor manera de evitar el recrudecimiento del asma es evitar los desencadenantes y tomar sus medicamentos.

Si usted tiene asma o cree que tiene asma, pida a su médico más información sobre cómo tratarla.

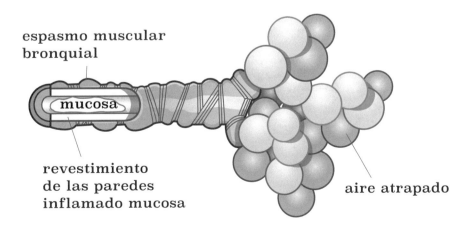

espasmo muscular bronquial

mucosa

revestimiento de las paredes inflamado mucosa

aire atrapado

La bronquiectasia puede ser causada por:

- una infección grave de los pulmones

- desarrollo anormal de los pulmones antes
  del nacimiento o durante la niñez

- sistema inmunológico anormal

Es común en las personas que tienen fibrosis quística (véase la página 13). En la bronquiectasia, las vías respiratorias que están profundas en sus pulmones presentan cicatrices, sacos ensanchados donde se puede acumular la mucosa. Las células ciliadas no pueden empujar esta mucosa acumulada hacia arriba por la garganta para ser expulsada (al toser o al deglutir). Por consiguiente, usted puede toser, jadear al respirar y sufrir de dificultad para respirar como también presentar exceso de mucosa. La mucosa acumulada también puede infectarse.

El tratamiento incluye tomar suficiente agua para mantenerse hidratado, los antibióticos, las técnicas de respiración como respirar con la boca fruncida (los labios juntos formando una "O") y uso de medicamentos en forma de aerosol.

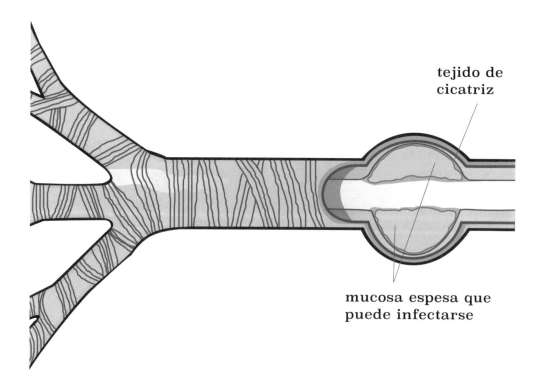

tejido de
cicatriz

mucosa espesa que
puede infectarse

Fibrosis quística

La fibrosis quística (FQ) afecta a muchas partes del cuerpo, pero principalmente a los pulmones y al sistema digestivo. Las personas con FQ nacen con esta enfermedad, aunque a veces no aparece hasta más tarde. Estas personas heredan la enfermedad en los genes que reciben de los padres.

En los pulmones de una persona con FQ, una mucosa espesa y pegajosa tapona las vías respiratorias. Esto dificulta la respiración y produce tos y sibilancia (jadeo). Debido a estas obstrucciones, los pulmones contraen fácilmente infecciones frecuentes. Esto resulta en daños permanentes de los bronquiolos y bronquios, lo cual causa la bronquiectasia (véase la página 12).

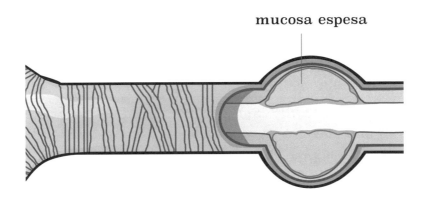

mucosa espesa

El tratamiento de los problemas causados por la FQ incluye el uso de antibióticos con el fin de mantener los pulmones tan libres de infecciones como sea posible. Usted puede ayudar a evitar problemas haciendo ejercicios de respiración y drenaje postural, ingerir abundantes líquidos y usar terapia de aerosoles.

La FQ no tiene cura, pero con el diagnóstico temprano y el uso de antibióticos para prevenir las infecciones de los pulmones, puede ser controlada. Los continuos avances en el diagnóstico y tratamiento ofrecen una mejor calidad de vida, como también prolongan la vida de las personas que padecen de esta enfermedad.

Enfermedad Pulmonar Intersticial

La Enfermedad Pulmonar Intersticial (EPI) designa un grupo grande de diversas enfermedades de los pulmones. Estas enfermedades se presentan cuando los tejidos de los pulmones se vuelven rígidos y densos debido al daño y a la cicatrización. El tejido rígido de los pulmones dificulta la respiración, especialmente al hacer ejercicio o al moverse. Sus primeros síntomas serán la dificultad para respirar y una tos seca. Puede ser que usted se sienta cansado y pierda peso sin intentarlo.

Con frecuencia es difícil para los médicos saber por qué usted puede haber desarrollado la EPI. Si se le hacen exámenes y todavía no se puede determinar la causa de su EPI, se le dirá que es "idiopática", lo que significa que no se sabe cuál es la causa.

Si un médico puede determinar la causa, por lo general es el resultado de uno de los siguientes:

- otra enfermedad (con frecuencia es una enfermedad autoinmunológica)
- exposición durante un tiempo prolongado a algún tipo de polvo (asbestos, carbón o sílice), fibras, moho o humo de tabaco.
- tratamiento de alguna otra enfermedad (quimioterapia u otra droga, radiación)
- antecedentes familiares

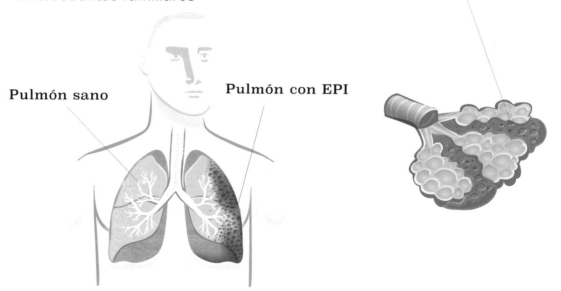

los daños y las cicatrices dificultan la respiración

Pulmón sano

Pulmón con EPI

El tratamiento de la EPI puede incluir medicamentos, terapia de oxígeno, rehabilitación pulmonar y posiblemente una cirugía. Si usted fuma, hable con su enfermera o médico sobre cómo puede dejar de fumar.

No es posible retroceder la EPI, pero si se lleva un control puede ser que usted controle su afección y retrase su progreso.

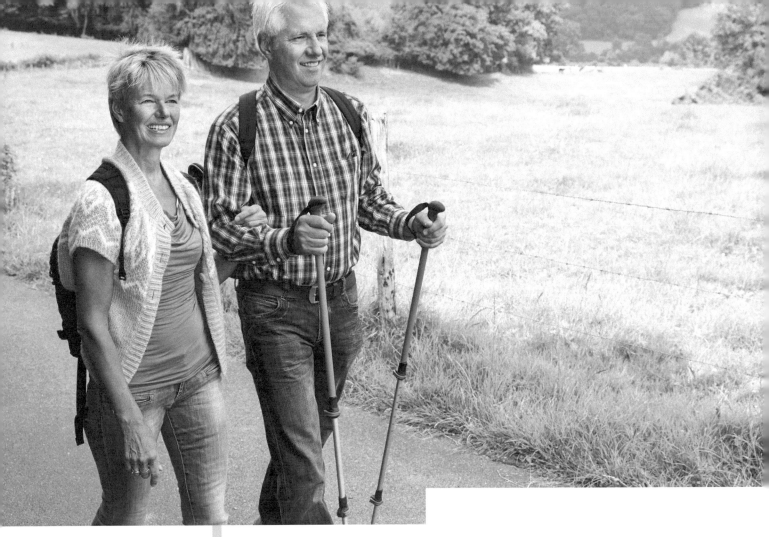

Capítulo 2

Tratamiento de la enfermedad pulmonar crónica

Control

El control de la enfermedad pulmonar obstructiva crónica (EPOC) es la clave para mantener sus pulmones y vías respiratorias ensanchadas y libres de obstrucciones. Pregunte a su médico sobre el tratamiento más adecuado para usted (véase la página 78).

Medicamentos

Las páginas siguientes describen la mayoría de las drogas recetadas para las enfermedades de los pulmones, entre las cuales están:

- broncodilatadores
- medicamentos antiinflamatorios
- antibióticos
- medicamentos para la tos

Infórmese sobre las drogas que debe tomar, para qué son y qué efectos secundarios producen. Informe a su médico si siente alguno de estos efectos secundarios en algún momento. Asimismo, mantenga una lista de los medicamentos si usted está tomando más de uno. (Muchas farmacias le permiten imprimir una historia de sus medicamentos.) Debido a que algunas drogas pueden interactuar y causar problemas, es importante que usted se mantenga al tanto de los medicamentos que está tomando.

Cuando vaya a ver al médico, lleve un cuadro de medicamentos que enumere todos los medicamentos que usted está tomando tenga la lista a la mano. Incluya todas las drogas ordenadas por otros médicos y cualquier otro medicamento de venta sin receta médica (como gotas para los ojos, suplementos herbáceos o alternativos y vitaminas). Mantenga una lista actualizada de sus medicamentos en su bolsa o billetera (o en su teléfono Smartphone). Si está experimentando dificultad para respirar o no puede hablar, esta lista puede resultar muy útil para el médico que lo está tratando.

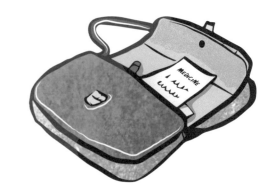

☐ Broncodilatadores (abren las vías respiratorias)

Estas drogas relajan los músculos alrededor de los tubos bronquiales. Al abrirse los tubos, usted puede respirar mejor. Estas drogas pueden tomarse en forma de pastillas, líquidos, inyecciones o rociadores de aerosol. Se prefieren los rociadores de aerosol debido a que son tienen la misma efectividad y menos efectos secundarios.

Use los broncodilatadores únicamente según lo ordena su médico. Tome la cantidad recetada a las horas indicadas.

Medicamentos de acción rápida

Los inhaladores de acción rápida se emplean para aliviar rápidamente la dificultad para respirar. Actúan dentro de los primeros 5 a 15 minutos para aliviar su aflicción, pero su duración es de 4 a 6 horas solamente. **No salga de casa sin llevarlos.**

– agonistas beta

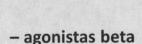

- Albuterol (Ventolin®, Proventil®, ProAir®)

- Levalbuterol (Xopenex®)

Use únicamente la dosis que su médico le ordena y sólo con la frecuencia indicada. Use este inhalador primero si se le ha indicado que use también un inhalador de esteroide.

Medicamentos de acción rápida (continuación)

– Anticolinérgicos

- Atrovent®
Antes de tomar Atrovent®, **informe a su médico si tiene glaucoma (una enfermedad de los ojos) o si tiene dificultad para orinar.** Esta droga puede empeorar estos problemas.

– Combinación

Combinan dos drogas en una sola. Esto hace más fácil tomarla y es posible que reduzca los efectos secundarios.

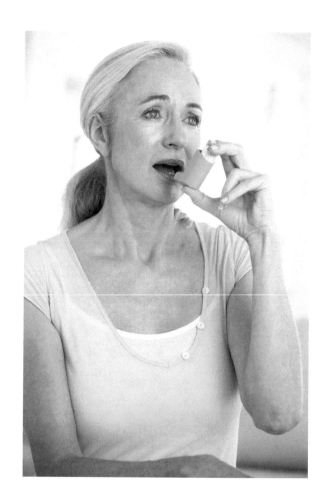

- Combivent Respimat®
Es un inhalador que contiene dos dilatadores de las vías respiratorias:

    - Albuterol (un agonista beta)

    - Atrovent® (un anticolinérgico)

Con cada descarga que se aplica, usted recibe ambos medicamentos, pero solamente tiene que usar un solo inhalador. La dosis habitual es 2 a 3 descargas entre 3 y 4 veces al día, pero únicamente tiene que usarlo cuando lo necesite. Asegúrese de seguir las instrucciones. **Si éste es su inhalador de rescate, nunca salga de casa sin llevarlo.**

Estas drogas también se encuentran disponibles en forma líquida que usted puede usar con su nebulizador.

Drogas de acción prolongada

Estas drogas se inhalan por medio de un inhalador de dosis prefijada (IDF - véase la página 29), un inhalador de polvo seco (IPS –véase la página 31) o un nebulizador (véase la página 33). La dosis durará de 12 a 24 horas para ayudarle a usted a respirar mejor por más largo tiempo.

– Agonistas beta

- Serevent®
- Brovana®
- Perforomist®

Los efectos secundarios pueden incluir:

- nerviosismo, intranquilidad
- latidos rápidos o irregulares
- dolor de cabeza
- dificultad para dormir
- temblor

– Anticolinérgicos

- Atrovent®
  (inhaler
  and nebulizer)

- Spiriva ®
  (una vez al día)

- Tudorza™
  Pressair™
  (dos veces al día)

Los efectos secundarios pueden incluir:

- sequedad en la boca
- estreñimiento
- cambios en la micción
- dolor de cabeza

Estas drogas se inhalan usando un inhalador de polvo seco (IPS). Estos son **medicamentos de acción prolongada** y no se usan como medicamentos de rescate.

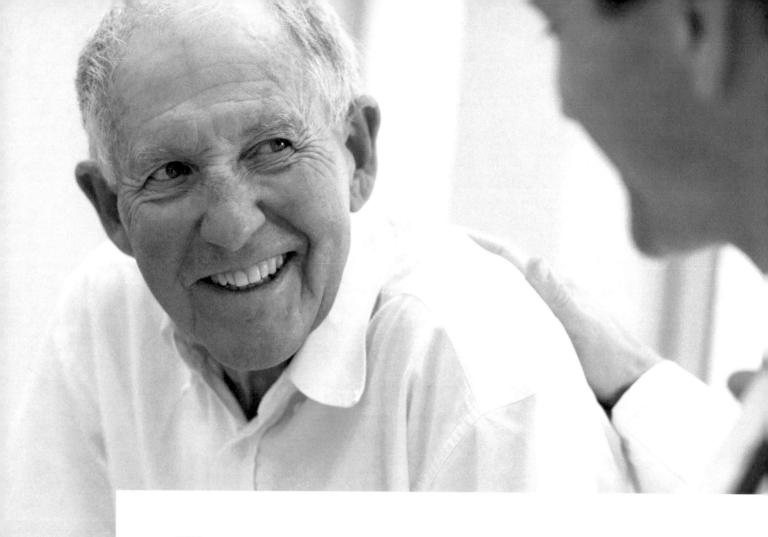

☐ Medicamentos antiinflamatorios

Las drogas antiinflamatorias disminuyen la hinchazón de las vías respiratorias y la producción de mucosa. Deben usarse de manera habitual. No tienen efectos inmediatos, pero pueden ayudar a prevenir la dificultad para respirar y la sibilancia una vez que comienzan a surtir efecto.

Las drogas antiinflamatorias vienen en varias formas, por ejemplo pastillas, inyecciones, líquidos y rociadores de aerosol. **Nunca cambie su dosis o deje de tomar las drogas antiinflamatorias sin consultar primero a su médico.**

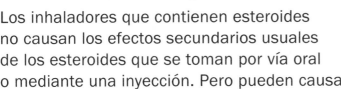 Esteroides

– **Inhaladores de esteroides** *(entre los ejemplos se puede incluir Flovent®, Pulmicort®, Qvar®, Alvesco®HFA and Asmanex®)*

Los inhaladores de esteroides reducen la inflamación, la hinchazón y la mucosa. No son inhaladores de rescate, como tampoco le harán sentirse bien inmediatamente. Deben ayudarle a respirar mejor una vez que usted haya estado usándolos habitualmente por un tiempo. **Es posible que pasen varias semanas o meses de uso diario antes de que el inhalador de esteroides surta efecto por completo.**

Asegúrese de cepillarse los dientes, hacer gárgaras y enjuagarse la boca y arrojar la saliva después de usar su inhalador de esteroides. Esto puede ayudarle a prevenir la irritación de la boca y de la garganta. Enjuagarse la boca también puede ayudarle a prevenir la candidiasis, una infección causada por un hongo. Puede resultarle útil planear el uso de su inhalador de esteroides cuando usted normalmente hace su aseo bucal, por ejemplo lo primero que hace en la mañana y lo último que hace antes de acostarse.

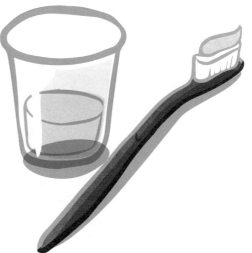

Estos medicamentos vienen en diferentes concentraciones. Es posible que su médico cambie su receta en diferentes instancias de acuerdo a sus necesidades

Los inhaladores que contienen esteroides no causan los efectos secundarios usuales de los esteroides que se toman por vía oral o mediante una inyección. Pero pueden causar:

✕ ronquera

✕ boca o garganta adolorida

✕ tos

Informe a su médico si se presenta alguno de estos efectos secundarios.

– Combinación

Combinan ambos medicamentos, los inhaladores de esteroides y los broncodilatadores de acción prolongada, en uno solo.

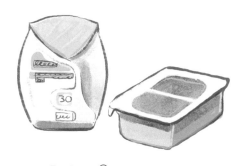

- Advair®

Este inhalador es una combinación de

- Flovent® (un esteroide inhalado y antiinflamatorio)

- Serevent® (un inhalador de acción prolongada)

- Se aplica mediante un inhalador de dosis prefijada (IDF) o de un "Diskus" (véanse las páginas 30 y 31)

- Symbicort®

Este inhalador es una combinación de:

- budesonide (un esteroide inhalado y antiinflamatorio)

- formoterol (un broncodilatador de acción prolongada)

- Se aplica mediante un IDF (véase la página 30)

- Dulera®

Este inhalador es una combinación de:

- mometasone (un esteroide inhalado y antiinfamatorio)

- formoterol (un broncodilatador de acción prolongada)

- Se aplica mediante un IDF (véase la página 30)

- Breo Ellipta®

Este inhalador es una combinación de:

- fluticasone furoate (un inhalador de corticoesteroide)

- vilanterol (un inhalador de agonista beta de acción prolongada)

- Trelegy Ellipta®

Este inhalador es una combinación de:

- fluticasone furoate (un inhalador de corticoesteroide)

- vilanterol (un inhalador de agonista beta de acción prolongada)

- umeclidinium (un broncodilatador de acción prolongada)

Los esteroides inhalados con o sin un broncodilatador de acción prolongada no son **inhaladores de rescate.** Son de acción prolongada y deberían ayudarle a usted a respirar mejor una vez que usted esté tomándolos de manera habitual. Estos medicamentos vienen en 3 concentraciones diferentes. Es posible que el médico le recete concentraciones diferentes para ser usadas a horas diferentes según sus necesidades.

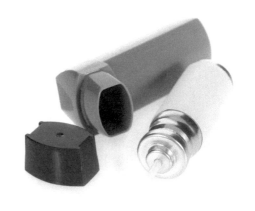

Otras cosas que debe saber sobre sus inhaladores:

- Aprenda a usar su inhalador o nebulizador de la manera correcta (véanse las páginas 29 y 33). Si usted tiene alguna pregunta, hágasela a su médico o farmaceuta.

- Puede ser que se le recete un espaciador con su IDF. El uso de un espaciador le ayudará a hacer que su medicamento penetre más profundo en sus pulmones en donde obtiene usted el mayor beneficio

- Si necesita más de una descarga para completar la dosis, espere unos pocos segundos entre las descargas.

- Puede resultarle práctico mantener sus inhaladores de esteroides y de acción prolongada junto con su cepillo de dientes y usarlos antes de lavarse la boca por la mañana y de nuevo por la noche.

- Sepa cómo guardar su inhalador de la manera correcta. La mayoría de los inhaladores deben mantenerse alejados del calor y de la luz directa del sol y deben guardarse en un sitio donde la temperatura se mantenga por debajo de los 86° F (30° C). Algunos deben mantenerse alejados de la humedad. Pregúnte a su médico o farmaceuta o lea las instrucciones que vienen con su inhalador.

- Use únicamente la dosis que su médico le ordenó y sólo con la frecuencia indicada.

- No interrumpa su uso, a menos que su médico se lo ordene.

- Frecuentemente salen al mercado nuevos tipos de inhaladores. Para ver un video sobre cómo usar su dispositivo visite la página use-inhalers.com

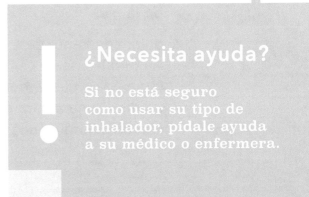

¿Necesita ayuda?

Si no está seguro como usar su tipo de inhalador, pídale ayuda a su médico o enfermera.

– **Esteroides orales:** A menos que su médico le diga lo contrario, tome la dosis diaria completa como lo primero que hace por la mañana. Tomar los medicamentos con las comidas y con leche puede ayudarle a evitar problemas estomacales. Si tiene dolor o ardor de estómago, llame a su médico. Es más probable que se presenten problemas estomacales si usted consume bebidas alcohólicas mientras está tomando esteroides. De igual manera, si está tomando esta droga, informe al médico en los siguientes casos:

- antes de una vacuna

- antes de someterse a cualquier tipo de cirugía (incluso una cirugía dental)

- si contrae una infección grave o tiene una herida

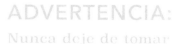

Informe a su médico si se presenta alguno de estos efectos secundarios u otro efecto secundario:

- evacuaciones intestinales con sangre o de color negro

- dolor de espalda o en las costillas

- visión disminuida o borrosa

- micción frecuente o aumento de sed

- acné u otros problemas de la piel

- dolor constante de estómago, ardor o náusea y vómito (su médico puede darle medicamentos para ayudarle con estos problemas)

- cansancio o debilidad inusuales

- problemas menstruales

- hinchazón de las extremidades inferiores

- cambios emocionales como depresión, cambios de humor rápidos, etc.

- aumento de peso (limitar la sal y las comidas saladas cuando está tomando esteroides puede ayudar)

- moretones con facilidad

- otros:_____

NOTA:
Use un brazalete o collar de identificación (por ejemplo MedicAlert) en el que diga que usted está tomando **esteroides** por un tiempo prolongado (más de 1 mes).

No esteroides

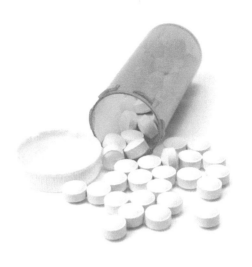

– modificadores de los leucotrienos
(entre los ejemplos están Accolate®, Singulair® y Zyflo®)

- Accolate®

  - Viene en forma de tableta

  - por lo general se toma dos veces al día, 1 hora antes o 2 horas después de las comidas.

  - Se guarda a la temperatura ambiente lejos de la humedad.

- Singulair®

  - Viene en forma de tableta que se toma 1 vez al día sin alimentos.

  - Se guarda a la temperatura ambiente lejos del calor excesivo y la humedad.

- Zyflo®

  - Viene en forma de tableta que se toma 4 veces al día con o sin alimentos

Recuerde que estos son medicamentos para ayudarle a controlar su enfermedad. Espere que pasen de 3 días a 2 semanas para comenzar a sentir por completo el efecto.

Entre los efectos secundarios están:

✕ dolor generalizado   ✕ debilidad

✕ indigestión   ✕ mareo

✕ fatiga   ✕ infección de las vías respiratorias altas

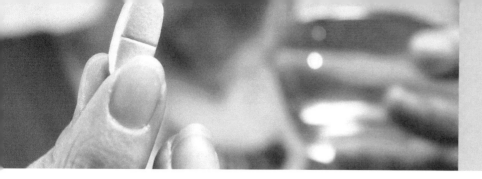

Antibióticos

Cuando usted de una enfermedad pulmonar, el sistema de defensa natural de sus pulmones no funciona tan bien como debería. Cuando sus pulmones no pueden protegerse por sí mismos, hasta la más leve infección puede volverse muy grave.

Si usted presenta algún signo de infección, su médico puede ordenarle que tome antibióticos para eliminar las bacterias y proteger sus pulmones. Hay muchos diferentes tipos de antibióticos, pero deben ser recetados por un médico. Pueden tomarse en forma de pastillas, cápsulas, líquidos o inyecciones.

Siga las instrucciones de su médico al pie de la letra cuando tome antibióticos. También debe tener en cuenta lo siguiente:

- Tome todo el antibiótico o los antibióticos recetados.

- Tome su antibiótico a la misma hora todos los días.

- No pase por alto ninguna dosis. Si lo hace, la infección puede durar más tiempo o empeorar.

- El cuerpo absorbe mejor algunas de estas drogas si usted las toma 30 minutos antes de comer y si usted no las toma con leche o con un antiácido. Es posible que tenga que tomar algunas de ellas con las comidas. Pregunte a su médico o farmaceuta cuándo es más efectivo para usted tomar el antibiótico.

- No insista en que su médico le recete un antibiótico. Solamente trabajan en caso de infecciones bacterianas (no cuando se trata de resfriados, la gripe u otras infecciones virales) y es posible que no produzcan los resultados deseados si se toman con mucha frecuencia.

- Informe a su médico si experimenta algún efecto secundario. Los efectos secundarios pueden ser náusea, calambres estomacales, diarrea o sarpullido.

- Pregunte si el antibiótico puede afectar otros medicamentos que usted está tomando, por ejemplo las pastillas anticonceptivas.

Informe a su médico si alguna droga le produce una reacción alérgica. También debería asegurarse de que su médico y farmaceuta estén al tanto de todos los medicamentos que usted está tomando junto con los antibióticos.

Tome únicamente sus propios antibióticos. Puesto que cada tipo de antibiótico trabaja sólo en ciertas bacterias, es posible que el antibiótico que otra persona está tomando no trate su enfermedad. Usted también debe consultar a su médico cada vez que contraiga una nueva infección. No suponga que el antibiótico que usó para la infección anterior dará los mismos resultados con una nueva infección.

No deje de tomar su antibiótico aunque usted se sienta mejor. Si no toma la cantidad de antibiótico recetada, puede ser que no elimine todas las bacterias y es posible que usted se vuelva a enfermar. La bacteria que todavía está viva puede volverse resistente haciendo que la infección que ya tenía empeore. Como consecuencia, va a ser más difícil tratarla.

☐ Medicamentos para la tos

La tos ayuda a que sus pulmones expulsen la mucosa. Su afección puede empeorar si usted no arroja la mucosa al toser. Cuando usted resulta con una tos húmeda con abundante mucosa, es posible que su médico le recete un **expectorante** para la tos. Esto le ayudará a aflojar la mucosa y hará más fácil que usted pueda arrojarla al toser. Sin embargo, **no parará la tos.**

Informe a su médico si los ataques prolongados de tos lo mantienen despierto por la noche. Puede ser que le recete un medicamento para ayudarle a toser menos. **No tome ningún medicamento para suprimir la tos sin consultar primero a su médico debido a que puede empeorar su afección.**

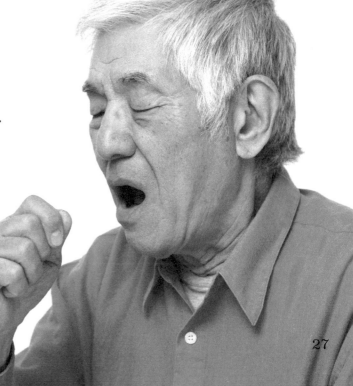

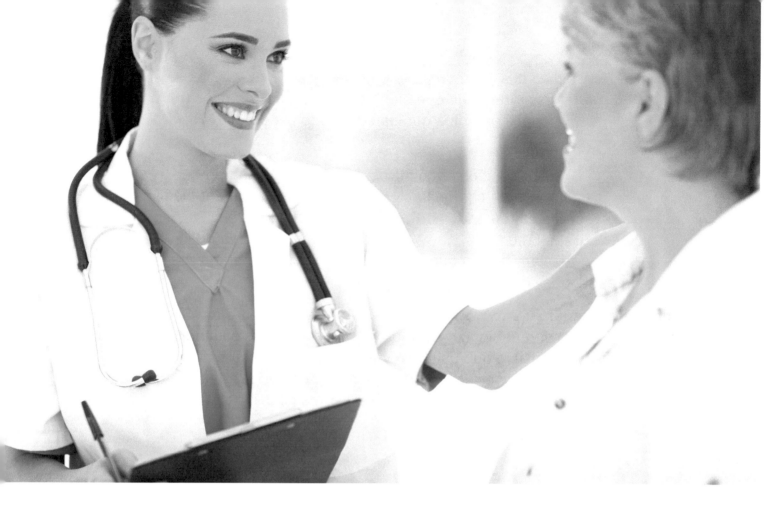

☐ Medicamentos para diluir las secreciones

Mantener las secreciones diluidas hace más fácil expulsarlas al toser. Tomar abundante agua es la mejor manera de mantener diluidas las secreciones. Pero a veces el agua no es suficiente.

– **Guaifenesin** *(Mucinex®, Robitussin®)*

Este medicamento se usa para ayudar a diluir las secreciones. Aunque este medicamento puede resultarle útil, usted todavía debe tomar suficiente agua mientras lo esté tomando.

Usted no necesita una receta médica para tomar este medicamento y puede conseguirlo en la farmacia. Se vende en pastillas, o en forma de líquido. La dosis habitual es de 1 a 2 tabletas cada 12 horas. Es posible que usted solamente necesite este medicamento cuando tenga un resfriado o una infección. O puede ser que su médico le ordene tomarlo habitualmente. Asegúrese de consultar a su médico antes de tomar éste u otro medicamento.

Los medicamentos para las enfermedades pulmonares se pueden tomar de muchas maneras. Se pueden tomar en forma líquida o en pastillas, o se pueden aplicar en inyecciones o tomar como medicamentos inhalados.

Medicamentos inhalados

Hay diversas maneras de aplicar un fino rocío de medicamento o de humedad en sus pulmones. La manera más común de hacerlo es en su casa por medio de un nebulizador o con un inhalador de dosis prefijada (IDF) que viene con un dispositivo espaciador.

El IDF es el dispositivo más fácil y preferido de usar. Es un simple rociador portátil sencillo que se usa principalmente para inhalar broncodilatadores o medicamentos antiinflamatorios (por ejemplo, esteroides). Lea en la página siguiente las instrucciones y pida al médico o enfermera que le muestre cómo usar su inhalador.

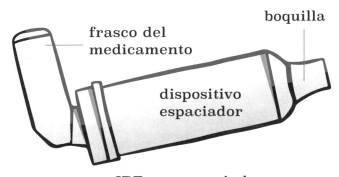

frasco del medicamento

boquilla

dispositivo espaciador

IDF con espaciador

Para usar el IDF, lo mejor es usar un **dispositivo espaciador o una cámara de inhalación.** El uso de un espaciador hace más fácil de hacer llegar la cantidad correcta de medicamento a sus pulmones. Un tipo de espaciador es un tubo pequeño que se coloca entre el IDF y la boca. Se hace pasar el rocío con el medicamento al tubo y de allí usted lo inhala para que pase a sus pulmones.

Obtenga otro frasco de reabastecimiento cuando quede en su inhalador ¼ parte del medicamento de manera que usted no se quede sin él. Verifique la **fecha de expiración** y el **número de dosis** o descargas que contiene en la información que aparece a un lado del frasco. La mayoría de los IDF tienen un contador de dosis. En caso contrario, **lleve un registro** de cada dosis que usted usa.

Cómo utilizar un inhalador de dosis prefijadas (IDF)

No todos los inhaladores o dispositivos espaciadores son los mismos. Lea las instrucciones en el folleto que viene con el medicamento para saber exactamente cómo funciona su inhalador y dispositivo espaciador o cámara de inhalación. **Para todos los inhaladores:**

1. Quite la tapa. **Agite el inhalador bien** antes de cada descarga.

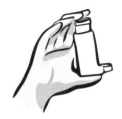

2. Con el inhalador en la posición vertical, inserte la boquilla del inhalador en el espaciador o en la cámara de inhalación.

3. Párese o siéntese derecho. Mantenga la cabeza derecha o mirando hacia arriba. Cuando esté listo, exhale lentamente el aire por completo.

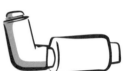

4. Póngase la boquilla del espaciador o cámara de inhalación en la boca (**sobre la lengua** y entre los dientes). **Selle la boquilla con los labios** para evitar cualquier escape.

5. Mientras usted comienza a aspirar **lentamente**, apriete el frasco hacia abajo hasta que salga 1 descarga y llene el espaciador o cámara de inhalación.

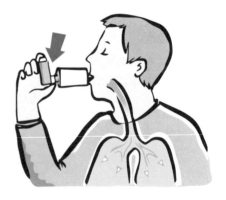

6. **Aspire lenta y profundamente** para llenar sus pulmones. **Sostenga la respiración** por 10 segundos.

7. Si usted debe recibir más de 1 descarga, repita los pasos 4 a 6.

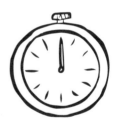

8. Cuando termine, **enjuáguese** la boca y **escupa.**

9. Siga las instrucciones en la etiqueta para limpiar y guardar el inhalador y cámara de inhalación.

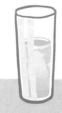

ADVERTENCIA

El contenido del inhalador está bajo presión. No lo mantenga ni lo use cerca del fuego.

Siga estos pasos cuando use un inhalador
en forma de disco (Diskus®):

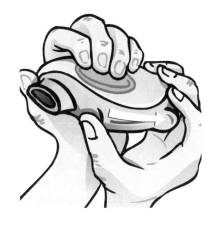

1. Sosténgalo con una mano y coloque el
   pulgar de la otra mano en la impresión
   hecha para sujetarlo.

2. Haga presión hacia atrás con el pulgar
   hasta que aparezca la boquilla y quede
   fija en su lugar.

3. Sostenga el inhalador a nivel con la boquilla
   delante de usted. Coloque el pulgar en la
   palanca y empuje hacia atrás (alejándolo
   de usted) hasta que haga clic. Ahora ya
   está lista una dosis.

4. Exhale suavemente y por completo,
   pero no en el inhalador.

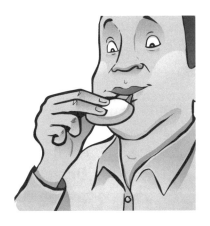

5. Acerque la boquilla a sus labios.

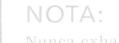
NOTA:
Nunca exhale
dentro del inhalador.

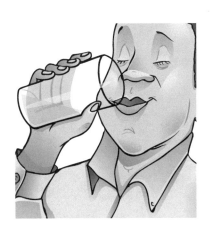

6. Inhale **rápida y profundamente**
   a través del inhalador.

7. Sostenga la respiración por 10 segundos.

8. Cierre el inhalador moviendo la palanca hacia
   adelante (hacia usted) hasta donde llegue.

9. Enjuáguese la boca.

Consejos para usar el inhalador:

- Úselo siempre en
  posición horizontal.

- Manténgalo siempre seco.

- Enjuáguese la boca
  después de usarlo.

- Nunca se aplique una dosis extra.

Cómo armar el HandiHaler®:

1. Extraiga la cápsula del paquete de burbuja (blister pack).

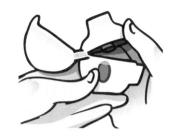

2. Abra la tapa del HandiHaler®.

3. Abra la boquilla del HandiHaler®.

4. Coloque la cápsula en la abertura que está en el centro del HandiHaler®.

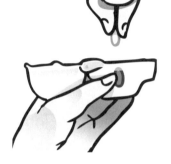

5. Cierre la boquilla. Usted escuchará un clic.

6. Deje abierta la tapa del HandiHaler®.

Cómo usar el HandiHaler®:

1. Sostenga el HandiHaler® con la boquilla abierta. Oprima el botón que está al lado para perforar la cápsula.

2. Con el HandiHaler® alejado de la boca, exhale suavemente el aire por completo.

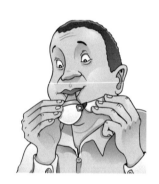

3. Coloque los labios alrededor de la boquilla.

4. Inhale rápida y profundamente. Usted oirá vibrar la cápsula. Aspire profundamente por completo.

5. Reanude la respiración normal.

6. Si usted no aspiró por completo, repita los pasos 2 a 5 para asegurarse de que aspira todo el medicamento.

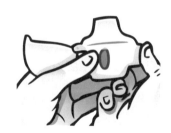

7. Abra la boquilla y deseche la cápsula.

 ADVERTENCIA:
Nunca degluta las cápsulas que se usan con el HandiHaler®.

Cómo usar un nebulizador

El **nebulizador** rocía un vapor de medicamento o de humedad en sus pulmones a la presión normal del aire.

Cuando use un nebulizador, siga las instrucciones del médico al pie de la letra. Aprenda cómo usar y mantener limpio su dispositivo. **Si no lo limpia de la manera adecuada, puede ser que usted contraiga una infección de los pulmones.** Su terapeuta de la respiración, su médico y la compañía que suministra el dispositivo podrán enseñarle cómo usarlo y mantenerlo limpio.

El uso de cualquiera de estos dispositivos debe ser recetado por su médico.

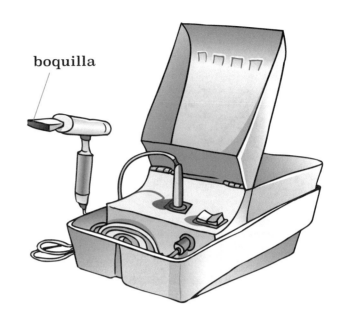

boquilla

nebulizador

Las siguientes drogas deben ser usadas únicamente por recomendación de su médico:

- **antihistamínicos o medicamentos para el resfriado** que detienen la tos y secan la mucosa

- **"pastillas de agua"** (diuréticos) que se usan para eliminar el exceso de líquidos del cuerpo y que también pueden secar la mucosa

- **tranquilizantes y sedantes** que pueden relajarlo o ayudarle a dormir pero que pueden disminuir peligrosamente su respiración e interferir con la tos

- **narcóticos** que reducen la respiración y detienen la tos

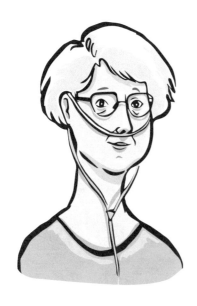

Oxígeno

El uso de oxígeno puede ayudarle a sentirse mejor al disminuir la dificultad para respirar, reducir el esfuerzo del corazón y permitirle hacer actividades regulares y hacer ejercicio más fácilmente. Si su médico le receta oxígeno, trátelo como cualquier otro medicamento. **No cambie la cantidad a menos que su médico se lo ordene.** Su necesidad de oxígeno varía con las actividades. Su nivel de oxígeno puede ser verificado cuando usted está descansando, cuando hace ejercicio y cuando está durmiendo. La tasa de flujo del oxígeno puede ajustarse según sus necesidades.

La compañía que suministra su equipo de oxígeno debe darle una explicación completa sobre la manera como debe ser usado y como darle mantenimiento. Cuando llegue su equipo, asegúrese de preguntar cómo ordenar los suministros. Tome las medidas necesarias para que no se termine el oxígeno en medio de la noche o en un fin de semana o día feriado.

Para usar el oxígeno de manera segura, haga lo siguiente:

- Guarde el oxígeno en un lugar alejado del calor o de la luz directa del sol.

- Si usa cilindros de oxígeno, asegúrelos de manera que no vayan a caerse.

- **No se debe fumar** en la habitación donde se está usando o se guarda el oxígeno.

- **No** aumente el caudal sin consultar a su médico.

- **No** usar productos a base de petróleo (por ejemplo Vaselina®, ciertas cremas, etc.).

- **No** use oxígeno cerca de una llama expuesta (por ejemplo, una estufa de gas velas encendidas o una chimenea).

- Usted puede usar electrodomésticos, pero tenga cuidado cuando use cosas que puedan soltar chispas.

Proveedor del oxígeno _____

Tel. _____

Caudal cuando está   Caudal cuando hace   Caudal cuando está
descansando _____   ejercicio _____   durmiendo _____

Horas y/o en qué momentos del día usarlo:_____

Viajar con oxígeno

No crea que por estar usando oxígeno, usted tiene
que quedarse en casa todo el tiempo. Se pueden
hacer arreglos para llevar el oxígeno cuando usted
viaja, ya sea que dé una vuelta a la esquina o le
dé la vuelta al mundo.

viajes cortos

La agencia de cuidados de la salud en el hogar o el
terapeuta de la respiración puede hacer arreglos para
sus salidas hasta por 8 o 10 horas. La cantidad de
tiempo depende del tamaño del tanque y si usted usa
oxígeno líquido o en forma de gas. Si usa oxígeno
líquido, puede ir en un paquete que usted carga en el
hombro o que está sujeto a su cintura. El oxígeno para
viajar en forma de gas viene en un tanque pequeño
(cilindro "E") que está montado sobre ruedas o también
viene en un tanque pequeño que puede ser cargado.

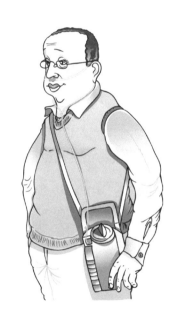

Hay un concentrador
portátil que usted
puede usar cuando
viaja en su carro
(véase la página 37).

viajes más largos

Pida a su compañía proveedora de oxígeno o a la agencia
de cuidados de la salud en el hogar que haga arreglos
para su suministro de oxígeno con otra compañía en
la ciudad que usted desea visitar, o usted mismo
puede hacer esos arreglos.

viajes en avión

Hable con la aerolínea con anticipación para informarse sobre los reglamentos existentes para viajar con oxígeno. La mayoría de las aerolíneas le proveerán a usted el oxígeno debido a que los viajes en avión con cualquier tipo de tanque lleno de oxígeno no son seguros. Usted solamente tiene que informarle a la aerolínea cuál es su tasa de flujo y ellos se encargarán del resto. Si tiene un sistema de oxígeno líquido, puede ser que usted desee llevar el tanque con usted para usarlo una vez que llegue a su destino. Para hacer esto, sólo tiene que vaciar el tanque y dejar abierta la tapa.

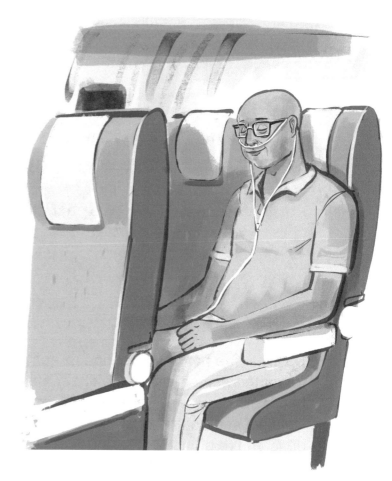

consejos para hacer los arreglos para llevar oxígeno en un viaje

- Conozca cuál es su tasa de flujo.

- Si usa un sistema de oxígeno líquido, sepa cuál es la marca. Asegúrese de que la nueva compañía tenga el adaptador con el tamaño adecuado para llenar su tanque.

- Debido a que el oxígeno es una droga, lleve siempre una receta escrita con usted cuando viaje.

- Su proveedor de oxígeno puede ayudarle a usted a hacer los arreglos del viaje.

para CUALQUIER VIAJE, asegúrese de saber cómo hacer lo siguiente:

- cómo cambiar de tanque cuando uno está vacío

- cómo medir la cantidad de oxígeno que queda en su tanque

- cómo reabastecer su tanque (si tiene un sistema de oxígeno líquido)

- todas las medidas de seguridad para usar el oxígeno de manera segura

Concentrador de oxígeno

Es posible que su médico le recete un concentrador de oxígeno para que usted lo use. Se trata de una máquina eléctrica que convierte el aire en su hogar en oxígeno casi puro que luego usted puede respirar por medio de una cánula nasal. La mayoría de los concentradores también agregan humedad al oxígeno por medio de un humidificador.

Los concentradores de oxígeno son fáciles de usar. Son más pequeños que los tanques voluminosos de oxígeno. Y no tienen que ser reabastecidos como los recipientes de oxígeno líquido. Algunos concentradores son lo suficientemente pequeños para que usted pueda viajar con ellos o usarlos en su carro.

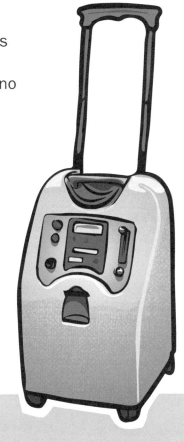

Aunque el concentrador de oxígeno es fácil de usar y de cuidar, hay algunas cosas que usted debe hacer para mantenerlo funcionando y para que usted no corra riesgos:

- Use un paño húmedo para mantenerlo limpio y sin polvo.

- Reemplace la cánula nasal (tubo de la nariz) aproximadamente cada mes. Lave el área de la cánula que tiene contacto con su piel con agua y jabón y luego enjuáguela.

- Limpie el filtro de aire y el humidificador (con agua de botella) todas las semanas.

- No fume cerca ni cuando esté usando el oxígeno.

- Manténgalo alejado de cualquier fuente de calor (calentadores portátiles, chimeneas, etc.).

- Mantenga un tanque de oxígeno o un recipiente de oxígeno líquido de repuesto en caso de que haya un apagón.

- Mantenga todos los materiales que puedan incendiarse con facilidad (gasolina, alcohol, etc.) alejados del concentrador de oxígeno.

- Si usted va a viajar, pregunte a su médico o enfermera sobre cualquier plan especial que necesite hacer antes de salir de viaje.

La compañía que le suministra el concentrador de oxígeno le explicará cómo usarlo y cómo cuidarlo.

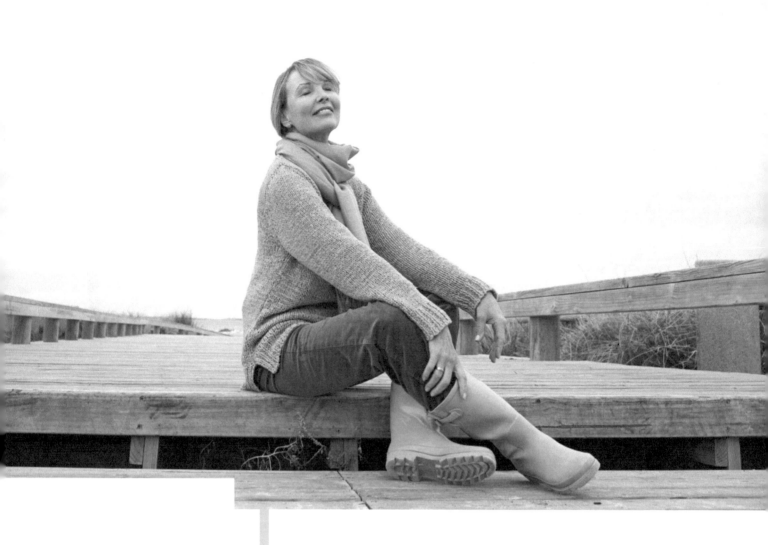

Capítulo 3

Cómo aprender
a controlar
su respiración

Cuando usted padece de una enfermedad pulmonar, muchas cosas pueden desencadenar la dificultad para respirar. Es importante saber de qué maneras puede ser controlada para que usted pueda sobreponerse a estos momentos difíciles. Si comienza a sentir dificultades para respirar, no se alarme. Siga estos pasos:

1. Deténgase y descanse en **una** de las siguientes posiciones:

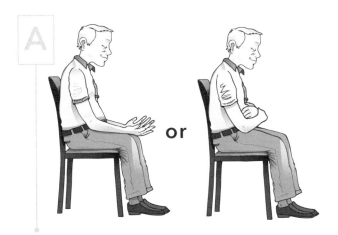

or

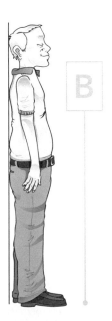

Siéntese con los pies plantados en el piso y su espalda contra el respaldar de una silla. Mueva su cabeza hacia adelante, relaje los hombros y mantenga las rodillas apuntando hacia afuera. Descanse los brazos y las manos sobre las piernas con las palmas hacia arriba o descanse las manos sobre el estómago. (Trate de no apoyarse en las manos.)

* **Póngase de pie** con la espalda contra una superficie dura como una pared o un poste. Manténgase de pie con los pies ligeramente apartados (alejados de la pared) y relaje la cabeza y los hombros.

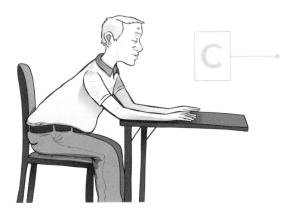

Acerque una silla a una mesa. **Siéntate** en la silla con los pies en el piso. Coloque los codos sobre la mesa e inclínese ligeramente hacia adelante. Mantenga la parte superior de su cuerpo semierguida.

* Si esta posición es demasiado difícil para usted, trate esta otra: de frente a la pared, de pie con los pies ligeramente apartados, coloque los antebrazos sobre la pared, luego use los antebrazos para apoyarse.

Cuando usted no puede respirar (continuación)

2. **Aspire el aire por la nariz y exhale por la boca mientras trata de respirar más despacio.** Entre más despacio respire usted,más oxígeno podrá entrar a su cuerpo y más aire podrá extraer de sus pulmones.

3. Si le ayuda, respire con la boca fruncida (los labios juntos formando una "O") (véanse las páginas 41 y 42).

4. Comience a respirar más despacio y respire por la nariz.

5. Comience la respiración diagramática, si eso le ayuda, y su médico se lo recomienda (véanse las páginas 55 y 56).

6. Manténgase en esta posición por otros 5 minutos o hasta que pueda respirar cómodamente de nuevo.

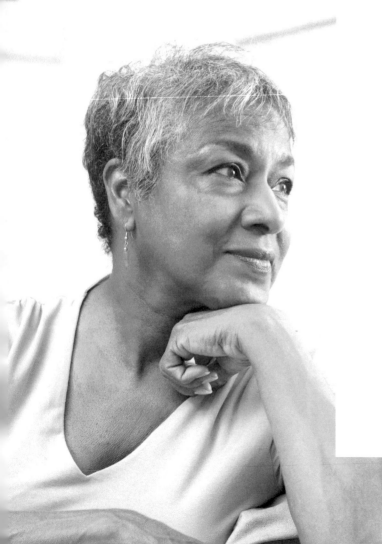

Control del estrés

No importa la causa de su dificultad para respirar, el estrés empeora la situación. Cuando no se puede respirar, es normal sentirse ansioso. Sus músculos se ponen tensos y necesitan más oxígeno. Esto hace que usted respire más rápido y tenga que trabajar más para tomar más oxígeno y se sienta más ansioso. Este ciclo hace más difícil controlar la respiración.

Cuando usted tiene dificultad para respirar, haga lo que más pueda para relajarse y controlar la respiración. Practique técnicas de respiración cuando usted no está sintiendo dificultad para respirar de manera que esté listo para usarlas cuando las necesite. Si está preparado cuando se presenta la dificultad para respirar, usted superará la crisis con mayor facilidad y con menos ansiedad.

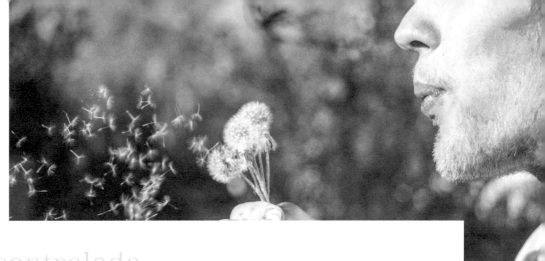

Respiración controlada

Un parte importante de vivir con una enfermedad pulmonar es poder controlar la respiración. La respiración controlada le ayudará a usted a controlar la dificultad para respirar y la ansiedad que causa.

Respiración con la boca fruncida

La respiración con la boca fruncida (los labios juntos formando una "O") ayuda a extraer el aire atrapado y viciado de sus pulmones. Cuando usted padece de EPOC, sus pulmones funcionan mejor aspirando el aire que exhalándolo. Entonces, el aire viciado queda atrapado en sus pulmones y no permite que entre el aire fresco. Cuando esto sucede, puede ser que usted sienta opresión en el pecho o dificultad para respirar. Exhalar el aire lentamente con los labios juntos formando una "O" le ayudará a aliviar la dificultad para respirar, manteniendo las vías respiratorias abiertas y dándole tiempo a sus pulmones averiados para extraer el aire viciado y aspirar el oxígeno. Respirar más rápido empeora las cosas al quedar atrapado más aire viciado en los pulmones y prevenir que el oxígeno entre.

Practique todos los días la respiración con los labios juntos formando una "O". Puede ser que usted sienta demasiada aprensión por creer que algo tan sencillo como respirar con la boca fruncida poniendo los labios juntos formando una "O" pueda ayudarle, pero así es. Al practicar, usted se dará cuenta que sí ayuda.

Convierta esto en un hábito. Hágalo varias veces al día cuando le resulte fácil. Trate de respirar con los labios juntos formando una "O" antes de hacer una inhalación, durante un descanso para tomar café o cuando mira la televisión. Use la respiración con los labios juntos formando una "O" durante las actividades diarias que le causan dificultad para respirar. Entre estas actividades está darse un baño, limpiar la casa, trabajar en el jardín o hacer ejercicio.

No espere a estar en medio de una crisis respiratoria para aprender cómo respirar más lentamente.

Respiración con la boca fruncida

La respiración con la boca fruncida (los labios juntos

formando una "O") ayuda cuando usted está
teniendo dificultad para respirar. Aprenda cómo
hacerlo ahora de manera que no sienta pánico
cuando sienta dificultad para respirar:

1. Respire lentamente por la nariz mientras
   cuenta hasta 2. **Aspire una cantidad
   normal de aire.**

2. Junte los labios como si fuera
   a silbar o a besar a alguien.

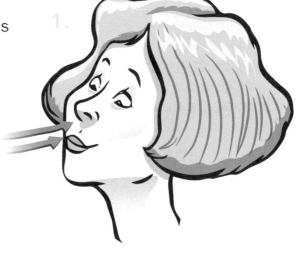

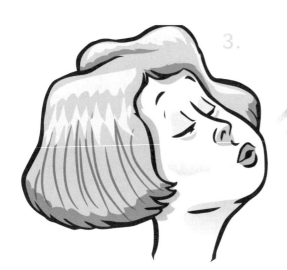

3. Exhale lentamente por la boca
   con los labios juntos formando
   una "O" mientras cuenta hasta
   4. (Exhale dos veces más
   lentamente que cuando inhala.)
   **Permita que el aire escape de
   manera natural.**

4. Continúe respirando con los labios
   juntos formando una "O" hasta
   que usted ya no sienta dificultad
   para respirar.

Respirar lentamente de esta manera
puede practicarse en cualquier lugar
y a cualquier hora.

1. **Respire con la boca fruncida** (véanse las páginas 41 y 42). A medida que usted exhala lentamente por la boca con los labios juntos formando una "O", las vías respiratorias se mantienen abiertas y el aire fluye más fácilmente.

2. Tome el **broncodilatador que le fue recetado** (véanse páginas 17 a 19). Los broncodilatadores relajan los músculos que rodean las vías respiratorias de manera que éstas se abren.

3. **Acostúmbrese a tomar líquidos,** 8 a 13 vasos al día (si se le permite).

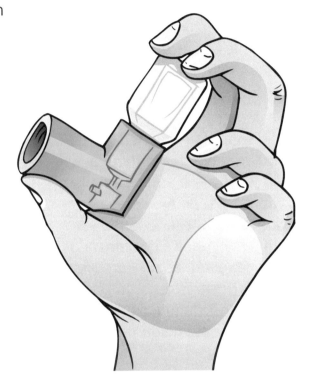

El jadeo o sibilancia es el ruido que usted escucha cuando el aire exhalado hace ruido al pasar por las vías respiratorias (bronquios) parcialmente obstruidas. Es posible que usted jadee debido a que:

- Los músculos que rodean las vías respiratorias las comprimen cuando algo las irrita (asma).

- Usted tiene demasiada mucosa en las vías respiratorias (bronquitis). Esto puede causar un sonido "húmedo".

- Las vías respiratorias pequeñas en los pulmones han colapsado (enfisema).

- El tejido que recubre las vías respiratorias se hincha o se inflama. (Esta hinchazón también puede ser causada por infecciones o por irritación.)

Toser para extraer la mucosa

Extraer la mucosa extra de los pulmones es un paso clave para ayudarle a respirar mejor. Estas técnicas le ayudarán a lograrlo.

Tos controlada

La tos controla (sesiones de tos controlada) puede ayudarle a usted a extraer la mucosa de los pulmones. Programe estas cortas sesiones para toser cuando usted se encuentre descansando y no tenga ataques de tos. Estas sesiones pueden serle de gran ayuda cuando la mucosa es lo suficientemente fluida para ser arrojada al toser.

Usted necesita toser la mucosa cada que pueda. Toser es una de las maneras que tiene la naturaleza de limpiar los pulmones. Todos los días sus pulmones producen mucosa extra en respuesta a las "partículas de suciedad" que se originan al fumar, debido a la contaminación o a los gérmenes que usted inhala. Si no elimina la mucosa extra, usted está aumentando las probabilidades de experimentar dificultades para respirar, jadeo, infecciones o vías respiratorias obstruidas.

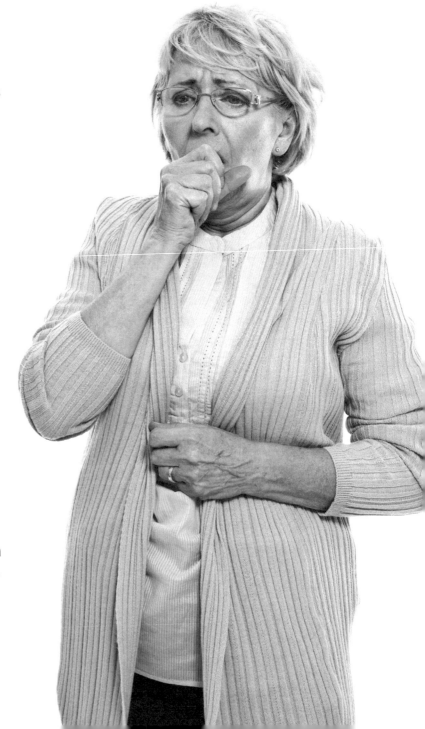

Cómo realizar la tos controlada

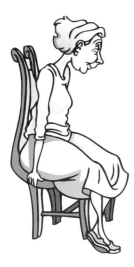

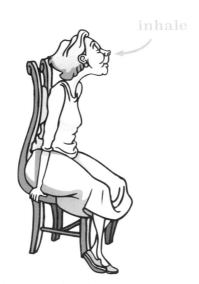

inhale

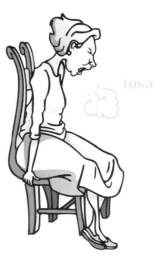

tosa

1. Siéntese derecho e incline ligeramente la cabeza.

2. Respire lenta y profundamente por la nariz y retenga la respiración por 2 o 3 segundos.

3. Inclínese hacia adelante y tosa una vez (para aflojar la mucosa). Tosa una segunda vez para mover la mucosa hacia afuera. Trate de no inhalar entre la primera y segunda tos. Si debe hacerlo, inhale **muy lentamente** y de manera **no muy profunda,** de manera que al respirar usted no empuje la mucosa otra vez de regreso a sus pulmones. Puede ser que usted también trate de resoplar un par de veces antes de toser para mover las secreciones.

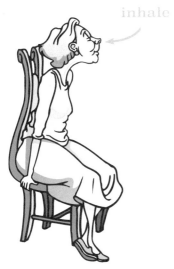

inhale

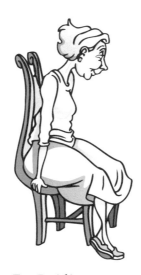

4. Espere unos segundos. Inhale lentamente. (Si inhala profundamente puede ser que usted empuje la mucosa hacia dentro de sus pulmones y tenga que toser de nuevo.)

5. Relájese.

6. **Repita estos pasos si necesita toser más.**

7. Escupa la mucosa que ha tosido en un pañuelo de papel (tissue) y tírelo a la basura.

Realice la tos controlada con pequeñas toses cortas. Evite las grandes explosiones de aire.

45

Tomar agua

Uno de los más importantes tratamientos para las enfermedades de los pulmones es tomar abundante agua u otro tipo de líquidos descafeinados todos los días. Los líquidos mantienen la mucosa fluida de manera que pueda ser expulsada al toser.

La acumulación de mucosa espesa y pegajosa en los pulmones es una de las causas principales de la dificultad para respirar, del jadeo o de la tos seca y áspera. La mucosa espesa es también un campo de cultivo para las infecciones.

Es posible que tarde entre unos pocos días y una semana aproximadamente de estar tomando abundantes líquidos para notar algún cambio en la mucosa. Para la mayoría de las personas esto significa tomar entre 8 y 13 vasos de agua y otros líquidos en el día* (las mujeres aproximadamente 9 vasos y los hombres aproximadamente 13 vasos). Tome más líquidos:

- a altitudes elevadas (más de 5,000 pies de altura)
- en temperaturas calientes y húmedas
- con fiebre, vómito o diarrea
- en viajes en avión largos
- después de hacer ejercicio

Usted puede tomar jugos como parte de sus 8 a 13 vasos, pero cuente las calorías si está tratando de controlar el peso. Para evitar la sensación de llenura, no tome más de 1 a 2 vasos de líquido por hora, no use una pajita o popote para tomar líquidos y no tome líquidos cuando está muy cerca la hora de la comida. Mantenga un recipiente térmico cerca de su silla y tome pequeñas cantidades durante el día.

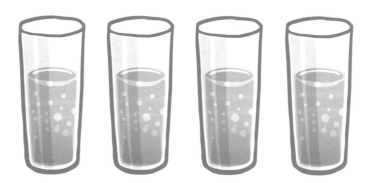

* Pregunte al médico si entre 8 y 13 vasos de líquidos al día está bien para usted. Algunas personas no pueden tomar abundantes líquidos debido a problemas renales, de la próstata o del corazón.

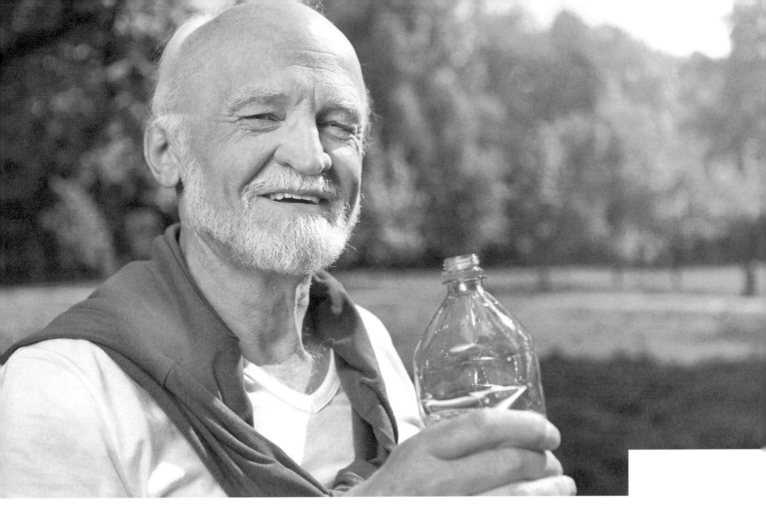

No tome muchas sodas, té o café con cafeína. Estas bebidas hacen que el cuerpo elimine agua y pueden causar que usted se sienta nervioso y "agitado". Está bien tomar pequeñas cantidades de bebidas con cafeína, 2 a 4 tazas al día. Algunas personas con asma encuentran que el café o el té a veces ayudan a aliviar el jadeo asmático. Al tomar refrescos y bebidas carbonatadas se introducen gases en su cuerpo que pueden hacer más difícil su respiración.

Es posible que esté bien para usted tomar una cerveza, una copa de vino o un coctel al día. Pregunte a su médico si está bien para usted tomar bebidas alcohólicas y asegúrese de que no interfieran con algún medicamento que usted esté tomando.

No use antihistamínicos, diuréticos ("pastillas para eliminar agua") o antitusivos a menos que su médico se los recomiende debido a algún otro problema. Estas drogas pueden deshidratar el cuerpo y pueden hacer que la mucosa se ponga más espesa. **El agua es el mejor expectorante (productor de tos).** Por lo general, no se recetan otros expectorantes diferentes al agua u otros líquidos para las personas que padecen de una enfermedad pulmonar crónica.

Infecciones

Las infecciones pueden ser graves cuando usted padece de una enfermedad pulmonar. Cuando la mucosa se acumula en los pulomnes por mucho tiempo, se vuelve espesa y pegajosa y puede infectarse. Es importante que usted conozca los signos de aviso de una infección:

- un aumento en la cantidad de mucosa

- un aumento en la densidad de la mucosa

- un cambio en el color de la mucosa, de clara o blanca a marrón, amarilla o verde, o mucosa con estrias de sangre. (Tomar abundantes liquidos, si se lo permiten, y practicar la tos controlada le ayudarán a extraer la mucosa para que usted pueda examinarla.)

- un aumento en la dificultad para respirar

Si usted cree que puede tener una infección, llame a su médico inmediatamente. Es posible que el médico le recete un antibiótico para contrarrestarla. Si le receta un antibiótico, **siga las instrucciones al pie de la letra y tómese todo el medicamento** para que usted pueda deshacerse de la infección.

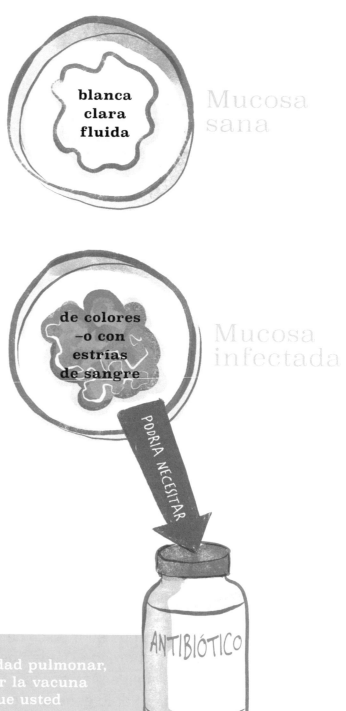

Mucosa sana

blanca clara fluida

Mucosa infectada

de colores –o con estrías de sangre

PODRIA NECESITAR

ANTIBIÓTICO

Cuando usted padece de una enfermedad pulmonar, es muy importante que se haga aplicar la vacuna antigripal todos los años. Es posible que usted también necesite una vacuna contra la neumonía. Pida al médico que le dé más información.

Usted necesita conocer los primeros signos de una infección o problema respiratorio que requieren tratamiento inmediato. Hable de estos síntomas con su médico. Es posible que el médico le pida que vaya a una consulta de inmediato cuando se presenta uno o más de los siguientes síntomas:

- se siente más corto de respiración, tiene problemas para respirar o jadea más de lo normal

- más tos (más frecuente o más aguda o ambas)

- aumento en la producción de mucosa

- cambio en el color de la mucosa (cambia a amarilla, gris, verde o con sangre)

- hinchazón en los tobillos, piernas o alrededor de los ojos

- aumento repentino de peso (3 o más libras de un día para otro)

- palpitaciones del corazón o pulso más rápido de lo normal

- mareo, somnolencia, dolor de cabeza, problemas de la visión, irritabilidad, dificultad para pensar

- pérdida del apetito

- deshidratación (se reconoce por la orina oscura y por la resequedad de la piel)

- fiebre de más de 101° F (38° C)

- dolores de cabeza por la mañana que no se alivian con medicamentos que funcionan bien cuando el dolor es leve (especialmente si usted está usando oxígeno mientras duerme)

- depresión o un incremento en la depresión

¡ No espere mucho tiempo para llamar al médico. Esperar demasiado tiempo puede resultar en una hospitalización que se puede evitar con una llamada temprana.

Número de teléfono del médico:

Cuando usted padece de una enfermedad pulmonar, es importante aprender cómo evitar la fatiga. Usted desea encontrar las maneras más fáciles de hacer su trabajo y encontrar un buen equilibrio entre el trabajo y el descanso. Encontrar maneras de conservar sus energías le ayudará a manejar su afección pulmonar día a día. Está bien:

- cambiar la manera en que usted hace una tarea

- trabajar a su propio ritmo con descansos entre las tareas

- detenerse cuando esté cansado

- ser menos que perfecto

A continuación se dan algunos consejos para ayudarle a usted a conservar sus energías de manera pueda hacer las cosas que quiere y necesita hacer:

- Siempre camine y muévase lentamente. NO SE APRESURE.

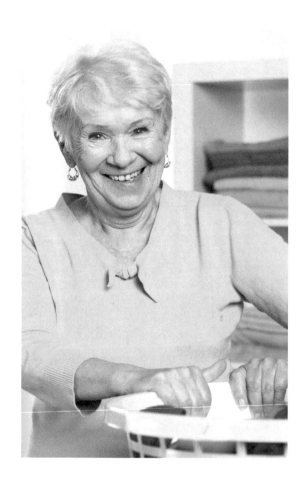

- Use técnicas de respiración profunda (véanse las páginas 55 a 59) y practique la respiración con la boca fruncida (los labios cerrados formando una "O") (páginas 41 y 42). Exhale durante la parte difícil de las tareas.

- Combine las tareas cada que sea posible.

- Haga planes por adelantado.Arregle su área de trabajo de manera que tenga todos los artículos que necesita a la mano.

- No trate de hacer todo a la vez. Reparta sus tareas durante el trascurso del día o de la semana.

Más consejos para conservar sus energías

- Siéntese para hacer tantas actividades como sea posible, apoyándose en los brazos. Use un taburete o banco para sentarse en la cocina cuando esté trabajando en el mostrador o usando el fregadero.

- Determine cuál es su "mejor hora del día para respirar" para hacer ciertas actividades. Haga las tareas difíciles a esas horas. Si las mañanas le resultan difíciles, dúchese en la tarde y haga los preparativos para el desayuno antes de acostarse.

- Use una bata de tela de toalla para la salida del baño en vez de secarse usted mismo. Use una silla para la ducha y una regadera de mano. Deje la puerta del baño abierta y use el ventilador del baño.

- Cuando cocine, prepare porciones extra que pueda congelar y recalentar más tarde.

- Si es posible, use un carrito para trasportar diversos artículos de manera que solamente necesite hacer un viaje.

- Decida cuáles tareas deben hacerse para mantener su casa cómoda.

- Cuando haga la cama, haga primero un lado, siéntese y descanse según sea necesario, luego haga el otro lado.

- Cuando se aliste para salir de la casa, vístase para salir con suficiente tiempo para descansar o use su inhalador, en caso de necesitarlo, antes de salir.

- Cuando desocupe el lavaplatos, mueva primero los platos desde el lavaplatos hasta el mostrador. Luego mueva los platos desde el mostrador hasta los gabinetes.

- Evite inclinarse y levantarse.

Recuerde, cuando hace planes por adelantado y trabaja a su propio ritmo, ¡todo es posible!

Cuando usted padece de una enfermedad pulmonar, un programa de ejercicios habitual puede proveerle muchos beneficios. Cuando usted hace ejercicios aeróbicos y respiratorios, usted le ayuda a su cuerpo a funcionar mejor. Los programas de rehabilitación pulmonar planearán programas de ejercicios diseñados específicamente para usted. Pida información a su médico sobre los programas de rehabilitación pulmonar en la localidad en que usted vive.

Ejercicios aeróbicos

Caminar es el mejor ejercicio aeróbico que usted puede hacer. Usted debe poder caminar confortablemente para cuidarse y alcanzar su objetivo de disfrutar de la vida al máximo con su familia y sus amigos.

No importa qué tan grave sea su enfermedad de los pulmones, con toda probabilidad usted podrá caminar más lejos de lo que cree. Si practica la respiración con la boca fruncida (los labios juntos formando una "O") y camina a un ritmo más lento, usted se dará cuenta que cada día puede avanzar un poco más.

Cuando usted comienza, empiece lentamente. Si sólo puede avanzar 10 pasos, está bien. Si comienza a sentir el pecho oprimido o tiene dificultad para respirar, siéntese y apóyese contra una pared o mostrador. Practique la respiración con los labios juntos formando una "O" para recuperar el control de la respiración. Entonces usted puede regresar caminando al punto donde comenzó.

Si usted tiene una silla de ruedas, es posible que le resulte práctico caminar detrás de ella sujetando las agarraderas. Puede colocar su tanque de oxígeno en el asiento de la silla. Puede sentarse y descansar si necesita hacerlo. Es posible que le resulte útil usar otras cosas (por ejemplo un carrito del supermercado) para apoyarse cuando camina. Este tipo de soporte hace que usted eleve los hombros, lo cual hace más fácil respirar.

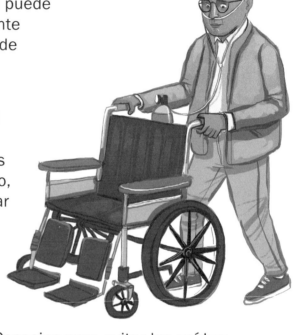

Consejos para evitar las caídas:

- Haga ejercicio y manténgase activo

- Haga que su hogar sea "a prueba de caídas"

- Hágase examinar los ojos y los oídos

- Pregunte sobre los efectos secundarios de los medicamentos

- Levántese lentamente para evitar sentirse mareado

- Use un bastón o caminador si necesita estabilidad

Si se llega a caer, informe a su médico aunque no se haya lesionado. Puede ser que usted tenga otro problema médico.

Ejercicios aeróbicos (continuación)

Los factores externos como el frío, el calor, la humedad, el viento y la contaminación ambiental afectan su habilidad de caminar al aire libre. Algunos días simplemente no son buenos días para respirar. En esos días haga paseos breves alrededor de su casa o en una tienda que tenga carritos para hacer las compras. Use el estacionamiento para minusválidos de manera que usted quede cerca a la puerta.

Fecha	Minutos caminados	Cómo se sintió usted

Caminar puede hacerlo a usted más fuerte, mejorar su sentido de bienestar y reducir la dificultad para respirar. Es posible que le resulte útil llevar un registro diario de las distancias recorridas. Use este cuadro para comenzar.

Si usted usa oxígeno, pregunte a su médico qué tanto oxígeno usar cuando usted está trabajando en su programa de caminar. Siempre use su oxígeno de la manera que le fue recetado. Si el ejercicio le hace toser o jadear, use su broncodilatador 15 a 30 minutos antes de comenzar.

Ejercicios de respiración

Haga algún ejercicio todos los días. Comience fortaleciendo los músculos que emplea en la respiración. Esto hace referencia a su diafragma y a los músculos del estómago.

Con EPOC su diafragma se aplana. No hace su parte normal del trabajo de respirar. El trabajo debe ser hecho por los músculos alrededor de su caja torácica y en el cuello y hombros. Para fortalecer su diafragma, practique la **respiración diafragmática** y la respiración con los labios juntos formando una "O"*. Usted también podría incluir en su rutina diaria otros ejercicios que fortalezcan el diafragma y los músculos del estómago.

Haga estos ejercicios lentamente. **No se esfuerce.** Al aprender la respiración diafragmática y con los labios juntos formando una "O" y si hace otros ejercicios para fortalecer su cuerpo, usted respirará más fácilmente y se sentirá mejor. **Piense en usted mismo como una persona activa que sabe cómo hacer ejercicio para respirar más fácilmente.** Pregunte a su médico o terapeuta de la respiración qué ejercicios son mejores para usted.

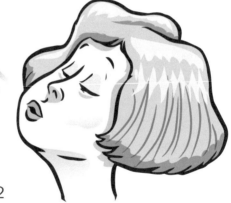

Respiración con los labios fruncidos

Es importante aprender esta actividad puesto que se necesita para todos los ejercicios siguientes. Véase la página 42 para obtener instrucciones más detalladas.

1. Aspire lentamente por la nariz y cuente hasta 2.

2. Junte los labios como si fuera a silbar.

3. Exhale lentamente con los labios juntos formando una "O" y cuente hasta 4

* Consulte a su médico antes de comenzar a hacer estos ejercicios de respiración.

Respiración diafragmática

Usted puede saber cómo funciona su diafragma porque:

- lo siente moverse delante de su abdomen

- lo siente moverse a los lados de su abdomen

Ejercicio 1: delante

1. **Siéntese cómodamente** con buena postura o **acuéstese de espaldas** con la cabeza y las rodillas apoyadas en almohadas.

2. Coloque una mano en el pecho para comprobar el movimiento de los músculos en la caja torácica.

3. Coloque la otra mano en la mitad del estómago para sentir el movimiento del diafragma.

4. Inhale por la nariz, sintiendo como se relaja su estómago y **se mueve hacia adelante.**

5. Hale los músculos del estómago **hacia adentro a medida que exhala** lentamente con los labios juntos formando una "O".

6. Descanse después de 3 o 4 respiraciones.

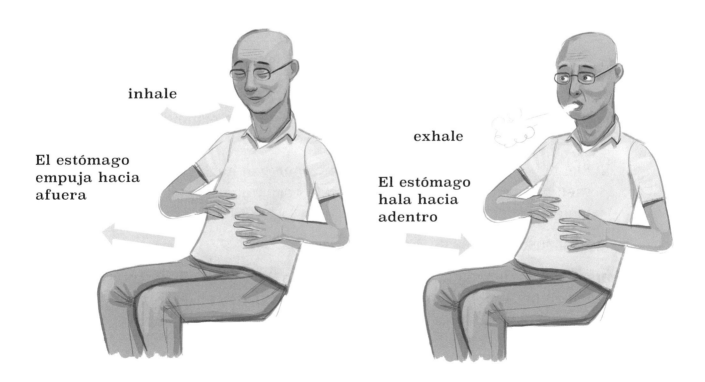

inhale

El estómago empuja hacia afuera

exhale

El estómago hala hacia adentro

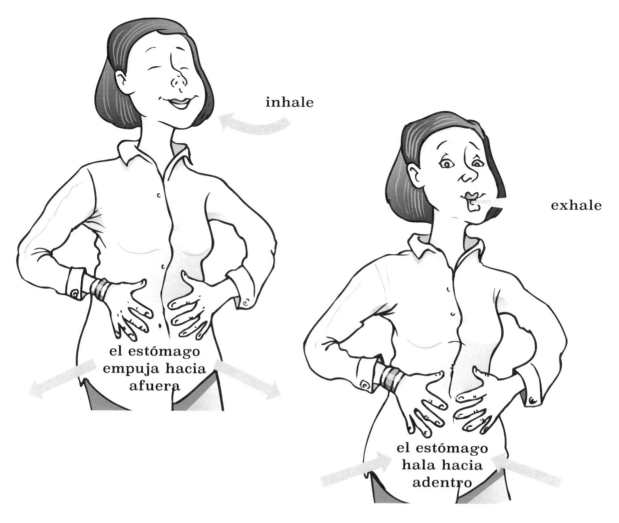

inhale

exhale

el estómago empuja hacia afuera

el estómago hala hacia adentro

Ejercicio 2: de lado

1. Siéntese o póngase de pie cómodamente con buena postura.

2. Coloque las manos a los lados sobre sus costillas inferiores.

3. **Inhale** lentamente por la nariz, sintiendo como **se expanden las costillas inferiores.**

4. Sienta como **las costillas inferiores se mueven hacia dentro a medida que exhala** lentamente con la boca fruncida y los labios juntos formando una "O".

5. Descanse después de 3 o 4 respiraciones.

Para empezar, practique ambos ejercicios 2 o 3 veces al día. Cuando aprenda a hacer bien estos 2 ejercicios, usted puede convertir la respiración diafragmática en su forma habitual de respirar.

Respiración coordinada

Cada vez que usted haga ejercicio o haga sus tareas domésticas, use la respiración con los labios juntos formando una "O" y la respiración diafragmática si esto le ayuda. Inhale lentamente por la nariz antes de empezar la actividad o el ejercicio. **Exhale por la boca con los labios juntos formando una "O" mientras hace la parte "difícil" del ejercicio.** Por ejemplo, exhale cuando hace un abdominal; inhale cuando vuelva a estar recostado. Si usted está subiendo escaleras, exhale cuando dé el paso hacia arriba y luego haga una breve pausa para inhalar. Si usted está pasando apuros coordinando su respiración con el ejercicio, trate de contar en voz alta. Esto ayuda a evitar que usted retenga la respiración.

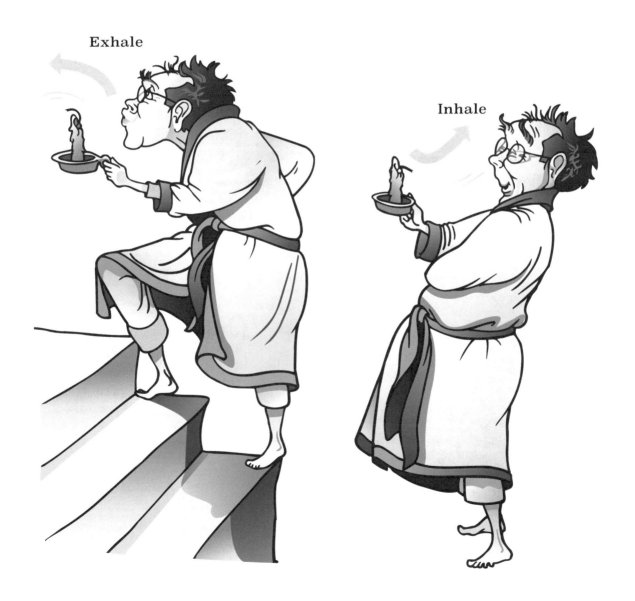

Otros ejercicios para reentrenar la respiración

Estos ejercicios le ayudan a respirar mejor al aumentar la fortaleza de los músculos del estómago. Practíquelos todos los días. No los haga cuando usted se sienta enfermo o corto de respiración. Pregúntele a su médico si está bien que usted los haga.

Mariposa

1. Siéntese derecho en una silla y coloque los brazos a los lados y los pies descansando sobre el piso. Mantenga la espalda recta contra el respaldar de la silla.

2. Coloque las manos detrás de la cabeza y alce los codos para que queden a nivel de los hombros. Tome aire lentamente por la nariz.

3. A medida que exhala lentamente por la boca fruncida y los labios juntos formando una "O", inclínese lentamente hacia las rodillas mientras junta los codos en dirección de la cara. Inclínese solamente hasta donde sea cómodo para usted.

4. Inhale mientras regresa lentamente a la posición inicial.

5. Descanse.

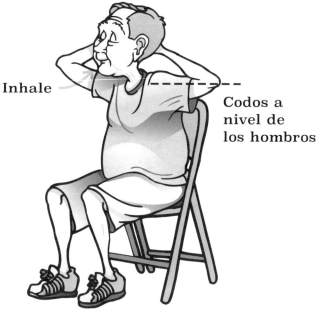

Inhale

Codos a nivel de los hombros

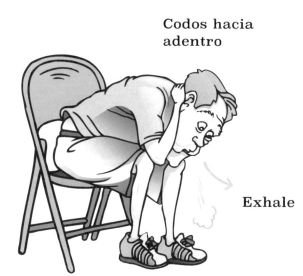

Codos hacia adentro

Exhale

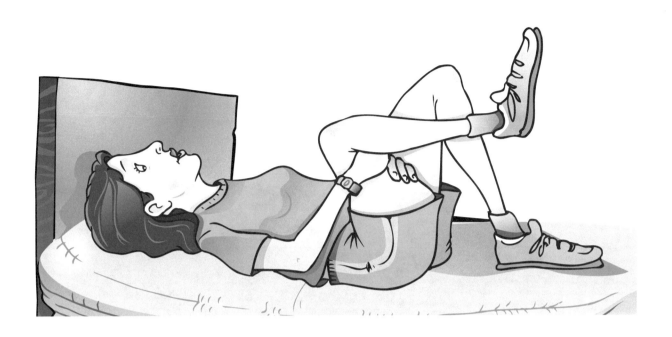

Rodillas al pecho

1. Acuéstese **horizontalmente sobre la espalda (boca arriba)*** en la cama con las rodillas dobladas y los pies descansando sobre la cama.

2. Inhale lentamente por la nariz.

3. A medida que usted exhala lentamente con la boca fruncida (los labios juntos formando una "O"), lleve la rodilla izquierda al pecho.

4. Use las manos para halar la rodilla firmemente hacia el pecho.

5. Mientras usted inhala por la nariz, baje lentamente el pie izquierdo a la cama.

6. Descanse.

7. Repita el ejercicio con la pierna derecha.

* Si no puede acostarse horizontalmente sobre la espalda, apoye la cabeza y el torso sobre almohadas.

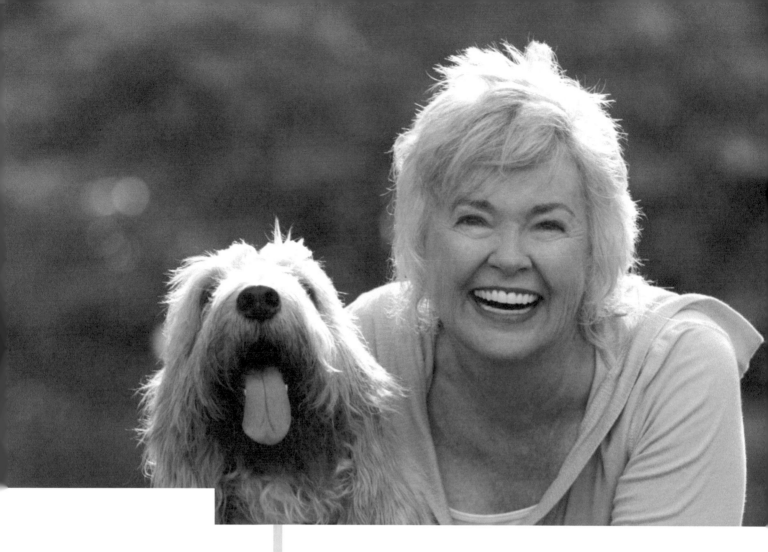

Capítulo 4

Vivir con una enfermedad pulmonar crónica

Sus emociones

Los cambios en su estado de ánimo pueden afectar la manera como usted respira. Sus emociones pueden causar que los músculos destinados a dejar pasar el aire se compriman, lo que resulta en vías respiratorias estrechas y se dificulte la respiración. Respirar más rápido puede causar que quede más aire atrapado, lo que hace más difícil respirar. Los músculos tensos también usan más oxígeno que los músculos relajados. Y cuando usted se siente mal, es posible que usted no se cuide bien.

Aprender a manejar toda clase de estados de ánimo determinará qué tan bien puede usted respirar. Una enfermedad de los pulmones no es algo que se pueda tomar a la ligera, y el tratamiento diario puede ser un verdadero fastidio. Tener a alguien con quien hablar es de gran ayuda. No trate de reprimir sus sentimientos. Nadie puede ayudarle si usted lo hace.

A continuación se mencionan algunas emociones que usted puede experimentar en algún momento u otro:

- frustración
- ira
- ansiedad
- temor
- conmoción
- incredulidad

Éstas son todas respuestas naturales cuando se vive con una enfermedad pulmonar crónica. Caminar y relajarse o hacer ejercicios de respiración puede ayudarle bastante. Si usted siente dolor o está deprimido y nada puede ayudarle, hable con su médico. Él o ella puede ayudarle a volver a encaminarse y a respirar más libremente.

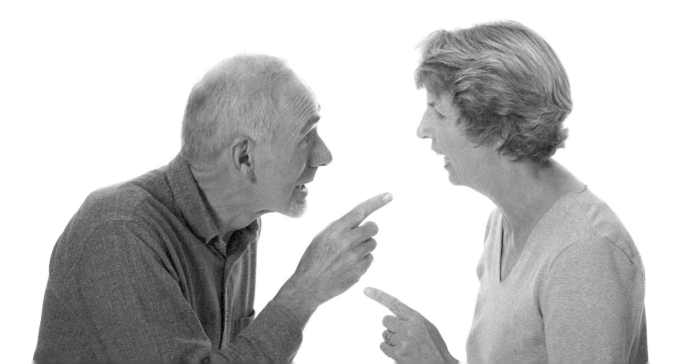

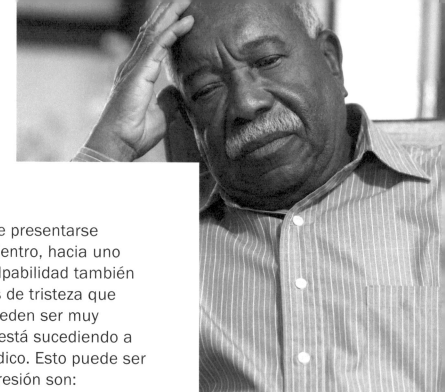

Tristeza y depresión

La tristeza o la depresión puede presentarse cuando la ira se dirige hacia adentro, hacia uno mismo. Los sentimientos de culpabilidad también son comunes. Los sentimientos de tristeza que persisten por mucho tiempo pueden ser muy dolorosos y dañinos. Si esto le está sucediendo a usted, hágaselo saber a su médico. Esto puede ser tratado. Algunos signos de depresión son:

- cambios en los hábitos de alimentación

- cambios en los patrones de sueño

- alejarse de la familia y las amistades

- pérdida de interés en las actividades diarias

Hay varias formas de tratar la depresión. Usted puede encontrar un tratamiento que sea adecuado para usted. Pero sólo hay una manera de saber cuál es el mejor tratamiento: ensayarlo. Entre las cosas que usted puede hacer están las siguientes:

- hablar con un amigo, un miembro de la familia o un consejero sobre la manera como usted se siente

- unirse a un grupo de apoyo para personas con enfermedades crónicas

- tomar un medicamento antidepresivo (si su médico se lo receta)

- encontrar formas de relajarse y de aliviar el estrés, por ejemplo la respiración profunda, visualizar o cultivar imágenes mentales o comprimir y relajar los músculos

- comer alimentos saludables, descansar lo suficiente y hacer ejercicio

- una combinación de los anteriores

Hable con su médico sobre el mejor tratamiento para usted. Siéntase en libertad de preguntarle sobre los posibles riesgos o los efectos secundarios y el costo del tratamiento.

Aceptación y control

Es necesario practicar para que el tratamiento se vuelva parte de su rutina diaria. A veces es posible que usted se sienta con menos control sobre su respiración, pero no se dé por vencido. A nadie le gusta tener una enfermedad pulmonar crónica, pero muchas personas aprenden a aceptarla y a vivir con ella. A medida que usted se ajusta al tratamiento, aumentará su sensación de bienestar general. Usted aprenderá a controlar su enfermedad de los pulmones en lugar de permitir que la enfermedad lo controle a usted.

Hay grupos de apoyo para las personas que padecen de enfermedades de los pulmones. Pregunte en el hospital de su localidad si hay un grupo de apoyo al que usted pueda unirse. Si no existe tal grupo, pregunte si pueden comenzar uno.

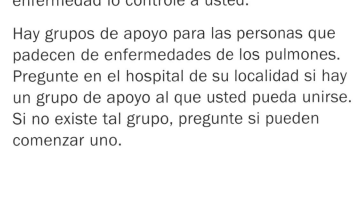

Cuando usted relaja el cuerpo y la mente, usted reduce la tensión de los músculos y mitiga la ansiedad. Use los pasos de relajación que se indican en la página siguiente para aliviar la tensión cuando aumentan los problemas respiratorios. Entre más practique usted estos pasos, mejor podrá hacerlos.

Primero, encuentre un lugar tranquilo y pacífico. Baje la intensidad de las luces, acuéstese y ponga almohadas debajo de la cabeza y de las rodillas o siéntese en una silla que tenga un respaldar derecho. Escuche música suave.

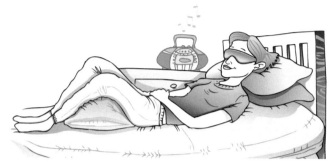

Ejercicios de relajación

1. **Cabeza y cuello**
   Baje el mentón en dirección del pecho tanto como pueda. Luego empuje la parte de atrás de la cabeza contra la almohada. Gire la cabeza de un lado al otro en una forma relajada. Deje que se detenga cuando se encuentre en una posición confortable.

2. **Cara**
   Apriete ("arrugue") hacia arriba todos los músculos de la cara. Aguante, luego relájese.

3. **Ojos**
   Enfoque sus ojos en algo. Mírelo, y lentamente deje que sus párpados se pongan pesados. Abra los ojos y luego déjelos cerrar lentamente hasta sentirse a gusto.

4. **Hombros**
   Encójase de hombros y apriete los músculos de los hombros. Aguante, luego relájese.

5. **Brazos**
   (Trabaje una mano y un brazo a la vez.) Doble el codo y haga un puño con la mano. Apriete el puño y luego relájese. Apriete el brazo y los dedos. Apriete tanto como pueda, luego relájese.

6. **Piernas**
   (Trabaje con una pierna a la vez.) Endurezca la pierna, manténgala derecha y apunte con los dedos del pie. Apriete los músculos de la pierna, luego relájese. Apunte con los dedos del pie hacia la cara y asiente el talón y la parte de atrás de la pierna en la cama o en el piso. Apriete, luego relájese.

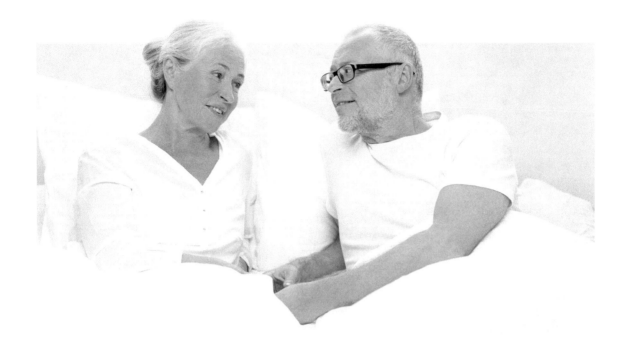

Sexo

Padecer un problema crónico de salud puede causar molestias de muchas maneras en una relación, y entre ellas está el sexo. Pero usted no tiene que descartar el sexo como algo que no puede disfrutar debido a que padece de una enfermedad pulmonar. Es probable que usted pueda funcionar sexualmente mejor de lo que cree.

Un buen comienzo es hablar del asunto con su pareja. Es muy probable que los papeles y los sentimientos hayan cambiado a medida que usted y su pareja se han acostumbrado a su enfermedad pulmonar. Compartir con la pareja la manera como cada uno se siente puede renovar su relación y su vida sexual.

Su pareja puede temer que el sexo sea un esfuerzo demasiado grande para su respiración. Menos oxígeno en la sangre pude causar que usted se sienta intranquilo y ansioso o con los nervios de punta. Estos problemas pueden resolverse con el tiempo y hablando abiertamente con su pareja sobre la tensión, las dudas, la ira o la frustración que cada uno de ustedes puede sentir.

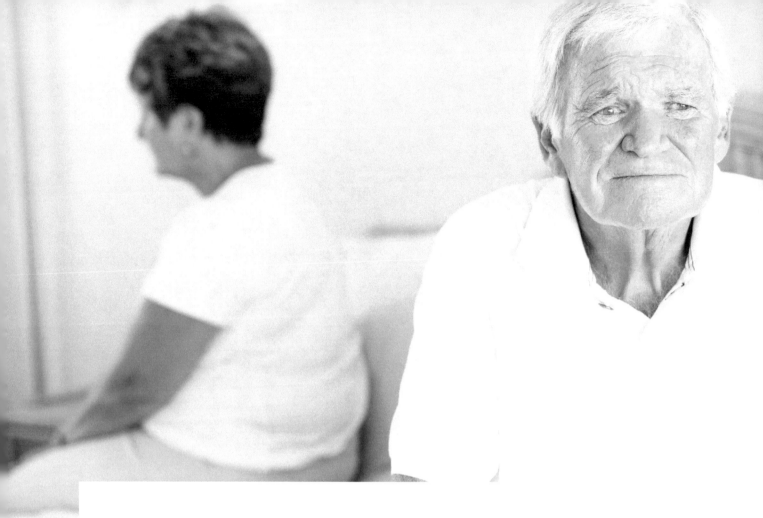

A medida que las personas maduran, se presentan algunos cambios. Esto es cierto, ya sea que la persona padezca de una enfermedad crónica o no. Algunos de estos cambios son:

- Tarda más tiempo para que ocurra el orgasmo.

- Es posible que se presente una disminución en la lubricación vaginal.

- Puede ser que tome más tiempo tener una erección.

- Algunos medicamentos pueden causar un cambio en la función sexual. Si esto ocurre, hable con su médico. Es posible que el médico pueda hacer ajustes en sus medicamentos.

Hay algunos medicamentos (como la Viagra®, vardenafil o Cialis®) que pueden ayudar a mejorar su vida sexual. Si está interesado en alguno, hable con su médico acerca de eso. **No tome ninguna ayuda sexual de venta sin receta médica sin consultar primero a su médico.**

Respirar mejor durante la actividad sexual

Estos consejos pueden ayudarle a respirar más fácilmente durante la actividad sexual:

- Esté descansado y escoja los momentos en los que respira con más facilidad.

- Siempre espere hasta 2 o 3 horas después de las comidas.

- Mantenga la habitación fría.

- **Planee la actividad sexual después de que su broncodilatador haya surtido efecto.**

- Durante la actividad sexual, se incrementa su ritmo cardíaco y su respiración. Estos cambios del cuerpo son normales durante la actividad sexual y no le resultarán dañinos a usted. Use la respiración con la boca fruncida (los labios juntos formando una "O") para mantener la respiración bajo control.

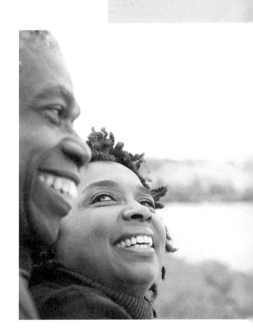

- Si usa oxígeno diariamente, las cánulas nasales usadas durante la actividad sexual no interferirán.

- No se apresure. Dése suficiente tiempo para involucrarse en la estimulación sexual preliminar en un ambiente relajado.

- Si comienza a sentirse ansioso, PARE. Relájese. Es el momento de darse abrazos y mimarse.

- **Su meta es sentir placer y dar afecto,** ya sea que alcance el orgasmo o no.

- Evite posiciones en las que tenga que soportar su cuerpo en sus brazos o poner presión adicional en su estómago. Puesto que usted respira mejor con la cabeza y el pecho elevados, podría tratar estas posiciones:

  –acostarse de lado, ya sea cara a cara o una persona detrás de la otra

  –reclinarse contra la cabecera de la cama o sentarse en una silla

  –de rodillas o estando de pie

- Continúe con su programa de respiración y ejercicios diarios. Un cuerpo fuerte puede manejar mejor la actividad sexual y le ayudará a sentirse mejor acerca de usted mismo y el sexo.

Fumar

Si usted fuma, encuentre la manera de dejar de hacerlo. Esto es lo mejor que puede hacer para ayudar a controlar su enfermedad pulmonar y evitar que la enfermedad empeore. El enfisema y la bronquitis crónica son enfermedades que afectan con mucha frecuencia a los fumadores. Se ha descubierto que muchas cosas en el humo del cigarrillo causan que las células normales se conviertan en células cancerosas.

Con cada bocanada de humo, usted irrita y daña el tejido que recubre sus pulmones. La mucosa se acumula, las vías respiratorias se hinchan y las membranas por las que se intercambia el oxígeno y el dióxido de carbono se destruyen. Por consiguiente, su corazón tiene que esforzarse más para poder bombear más sangre debido a que su cuerpo está pidiendo a gritos más oxígeno.

Por los mismos motivos, trate de no respirar tampoco el humo ajeno. También se lo ha llamado 'tabaquismo pasivo' y también puede dañar sus pulmones.

No importa qué tanto tiempo haya fumado usted, dejar de hacerlo ahora le ayudará a respirar mejor. También ayudará a impedir que ocurran más daños en sus pulmones.

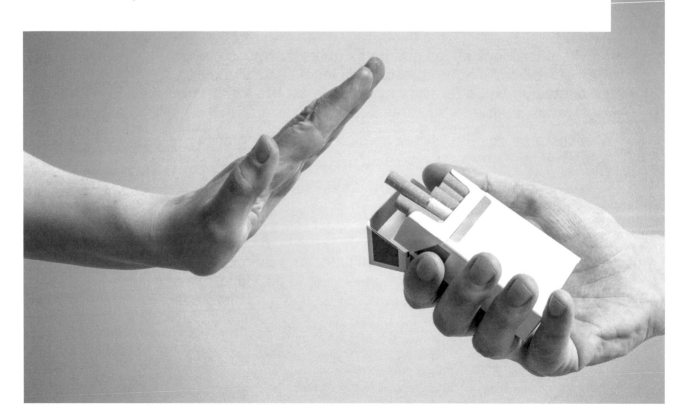

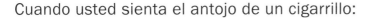

Llame a su hospital, asociación del pulmón, clínica o enfermera del sistema de salud pública para ver si hay algún grupo de apoyo o para dejar de fumar que pueda ayudarle a usted a dejar de fumar. También pregunte a su médico sobre los inhaladores, rociadores nasales, medicamentos o parches de nicotina. Estos productos han ayudado a muchas personas a dejar de fumar.

Cuando usted sienta el antojo de un cigarrillo:

- Mantenga su mente activa. Lea un buen libro, arme un rompecabezas o escriba una carta.

- Encuentre maneras de mantener sus manos ocupadas (como jugar con una banda elástica, lápiz o pelota de esponja).

- Coma algún refrigerio saludable, por ejemplo zanahorias, uvas o palillos de pan (bread sticks).

- Encuentre maneras de relajarse, por ejemplo darse un baño o escuchar música suave.

A continuación se dan algunos consejos para ayudarle a dejar el hábito:

- Cambie su rutina y patrones de manera que usted se sienta menos tentado de fumar.

- Si fumaba después de las comidas, párese de la mesa tan pronto como termine de comer y lávese los dientes o coma un caramelo de menta.

- Si fumaba en el carro, límpielo y retire el cenicero y el encendedor.

No se dé por vencido si necesita intentar dejar el hábito más de una vez. **Siga tratando.** Usted puede ganar esta batalla contra el hábito de fumar.

La contaminación

En los lugares donde el aire está contaminado, más personas padecen de bronquitis crónica y enfisema. Si usted puede, manténgase dentro de un edificio que tenga calefacción o aire acondicionado central en los días en los que el índice de calidad del aire no es saludable para los grupos sensibles.* Siempre evite estar expuesto al aire contaminado cada que usted pueda hacerlo.

Mantenga su sistema de calefacción y aire acondicionado en buen estado de funcionamiento. Cambie los filtros con frecuencia.

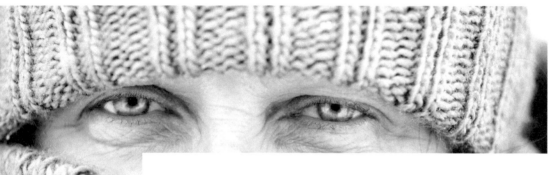

El clima

Respirar el aire muy frío puede hacerle toser y jadear. Respire a través de un pañuelo o bufanda para calentar el aire antes de que llegue a sus pulmones. También puede usar una **máscara para el clima frío.**

El clima húmedo o seco puede ser un problema. Una unidad de aire acondicionado o un deshumidificador puede secar el aire que es demasiado húmedo. Se puede usar un humidificador para humedecer el aire que es demasiado seco. (El aire seco es con frecuencia un problema en invierno cuando la calefacción está encendida.) También se puede emplear un humidificador para asentar el polvo. **Limpie con frecuencia todos los humidificadores.**

Es posible que usted tenga que tratar el clima húmedo o el clima seco para determinar cuál es mejor para su respiración. Por lo general, un nivel de humedad de 40-50% es el mejor para respirar con facilidad.

* Este índice se da a veces como parte del informe meteorológico en los noticieros. También puede visitar el sitio web www.airnow.gov.

Emanaciones de vapores en el hogar

Evite los vapores fuertes producidos por los productos de limpieza. No use nunca productos que contengan blanqueador o amoníaco, como Windex® o Clorox®. También, evite aerosoles como Endust®, Pledge®, Scrubbing Bubbles®, los desodorantes en aerosol, los fijadores para el cabello en aerosol, las lociones para después de afeitarse y los perfumes.

Busque productos de limpieza ecológicos ("verdes"), tales como:

- Simple Green®
- Seventh Generation®
- Green Works®

O prepare sus propios productos de limpieza mezclando bicarbonato de soda o vinagre con agua. Use paños de limpieza de microfibra y Swiffers® para desempolvar y Mr. Clean Magic Erasers® para fregar la bañera y la ducha.

Cuando cocine, use algún tipo de ventilación para reducir el humo de la cocina.

El polvo

Las tareas domésticas que levantan polvo en el hogar o en el jardín pueden hacer que usted se esfuerce más para respirar. Si usted necesita hacer una tarea de limpieza que levante polvo, use un pañuelo, una mascarilla o filtro para el polvo que le cubra la boca y la nariz. Lo mejor es hacer que alguien más desempolve su casa cuando usted esté fuera. (Use el dinero que ahorra al no comprar cigarrillos para pagarle a alguien que limpie su casa.) Manténgase alejado de su casa al menos por 45 minutos después de que haya sido limpiada y desempolvada.

Alergias

Si usted sabe que es **alérgico** a algo (por ejemplo a los ácaros, los gatos, los perros, el césped, los árboles) manténgase tan alejado como pueda de lo que le produce la reacción alérgica. Duerma en una habitación que tenga **calefacción o aire acondicionado con un filtro LIMPIO.** No duerma en una habitación que tenga las ventanas abiertas y un ventilador. Los ventiladores atraen el moho y el polen. Para controlar los ácaros: recubra el colchón, la base del colchón y las almohadas de su cama con forros de vinilo herméticos. Lave toda la ropa de cama en agua caliente. No ponga una alfombra en el piso de su dormitorio.

Las comidas*

Mantener un régimen alimenticio bien balanceado con abundantes líquidos puede ayudarle a conservar la buena salud y a combatir las infecciones. Planear sus comidas con alimentos de los grupos de alimentos enumerados más adelante, le ayudará a usted a mantener su cuerpo tan fuerte y saludable como sea posible. También, su enfermera o un nutricionista certificado puede ayudarle a planear el régimen alimenticio que sea mejor para usted.

- **Granos**– Incluye todos los alimentos hechos con trigo, arroz, avena, maíz o cebada. Al menos la mitad de todos los granos consumidos deben ser granos integrales.

- **Vegetales**– Incluye todas las verduras frescas, congeladas, enlatadas o deshidratadas y los zumos de verduras. Las verduras se subdividen en hortalizas de color verde oscuro, de color anaranjado, legumbres (granos), féculas y almidones y todos los otros. Cada semana se deben consumir diferentes tipos de verduras. Las verduras frescas o congeladas son las mejores si se le ha restringido el consumo de sodio (sal) en su régimen alimenticio. Por lo general, las verduras enlatadas contienen más sodio.

- **Frutas**– Incluye todas las frutas frescas, congeladas, enlatadas o deshidratadas y los jugos de frutas.

- **Aceites**– Incluye las grasas de muchas plantas y pescados diferentes. Las grasas que se conservan líquidas a la temperatura ambiente incluyen los aceites de canola, maíz, olivas, soya y girasol. Algunos alimentos son naturalmente altos en aceite como las nueces, las olivas, el pescado y los aguacates. Algunos alimentos procesados son principalmente el aceite, por ejemplo la mayonesa, algunos aderezos para ensaladas y la margarina blanda. Algunos aceites vegetales, por ejemplo el aceite de coco y el aceite de palmito tienen un alto contenido de grasas saturadas y deben evitarse.

> Los productos lácteos (la leche, la crema, el helado) pueden incrementar la producción de mucosa en algunas personas.

- **Leche**– Incluye todos los productos líquidos de leche, el yogur y los quesos. Otros alimentos hechos con leche, como el queso crema, la crema y la mantequilla, no forman parte de este grupo (contienen poco o ningún calcio).

- **Carnes y granos**– Incluye la carne magra, las aves de corral, el pescado, los huevos, la crema de cacahuate (mantequilla de maní), los granos secos cocinados y las nueces o semillas.

* Esta información no es para ser usada por los pacientes que padecen de fibrosis quística (FQ) y que deben seguir un régimen alimenticio muy especial.

Para obtener más información sobre cómo planear comidas saludables con un alto contenido de fibra, visite el siguiente sitio web: www.choosemyplate.gov.

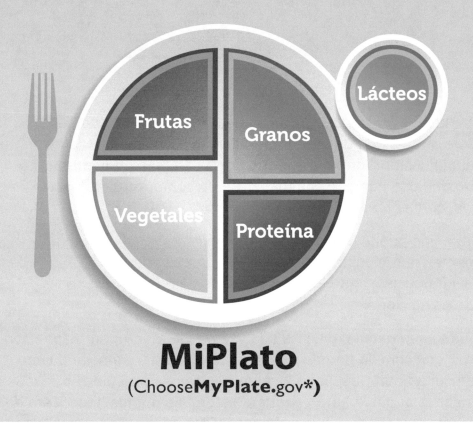

MiPlato
(Choose**MyPlate**.gov*)

Fuente: Departamento de Agricultura de los Estados Unidos. El USDA (por sus siglas en inglés) no respalda ningún producto, servicio u organización.

Aun si ha seguido el mismo régimen alimenticio por años, es posible que usted note que ha estado bajando de peso. Esto se debe a que su cuerpo se esfuerza un poco más para respirar. De manera que el número de calorías que usted necesita puede ser ligeramente diferente en su caso. Consulte a su médico, enfermera o dietista sobre el régimen alimenticio que mejor se adapta a sus necesidades

Tome entre 8 y 13 vasos de agua y otros líquidos (entre ellos la leche) todos los días.*

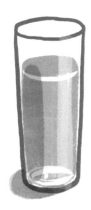

* Pregunte a su médico si en su caso está bien tomar 8 a 13 vasos de líquidos. Algunas personas no pueden tomar demasiados líquidos debido a enfermedades de los riñones, por problemas de la próstata o debido a enfermedades cardíacas.

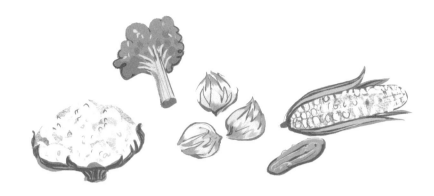

Si usted ha adelgazado demasiado y necesita aumentar de peso, la manera más rápida de aumentar calorías es consumiendo alimentos más saludables durante el día (entre 5 y 6 comidas pequeñas) y no pasando por algo ninguna comida. Trate de comer más frutas y verduras, carnes magras y panes o pastas.

Usted también puede preguntarle a su médico acerca de tomar suplementos nutricionales. Se venden en la mayoría de las tiendas y farmacias y pueden suministrarle calorías, vitaminas y minerales adicionales.

La cantidad que usted consume a la vez puede afectar su respiración. Consumir una comida grande puede hacerle sentir demasiado lleno y con dificultad para respirar. Consumir entre 5 y 6 comidas pequeñas y 3 refrigerios al día le harán sentir el estómago menos lleno. Esto deja mucho más espacio para sus pulmones. Otra manera de evitar la sensación de estar "demasiado lleno" es comer menos de las comidas que causan gases. Si los alimentos en esta lista le molestan, consuma menos de ellos o use algún tipo de medicamento que prevenga los gases para aliviar sus síntomas.

- manzanas (crudas)
- espárragos
- frijoles (pintos, rojos, negros o "navy")
- brécol y coliflor
- coles de Bruselas y repollo

- maíz
- pepinos y melones
- cebollas (crudas)
- rábanos
- guisantes (aluvias, alverjas partidas)
- pimentones

- colinabos (rutabagas) y nabos

Si usted no toma leche, puede obtener el calcio y la proteína al consumir quesos, sardinas con hueso, hortalizas de hojas verdes, huevos y carne. Algunos antiácidos (como Tums o Rolaids) son una buena fuente de calcio. Pregunte a su médico qué clase y cuánta cantidad extra de calcio debe tomar usted (en caso de que la necesite).

Limitar su consumo de sodio

Consumir demasiada sal puede hacer que su cuerpo retenga agua. Esto puede resultar en problemas respiratorios. Si usted tiene la presión alta o padece de una enfermedad cardíaca, es importante que limite su consumo de sodio a 1,500 mg al día.

Verifique las etiquetas de los alimentos en todas las comidas que usted consume. Por lo general, los alimentos enlatados tienen un contenido más alto de sodio. Por ejemplo, una porción de sopa enlatada puede contener hasta 1,000 mg (1 gramo) de sodio. Los alimentos frescos o congelados son mejores. Usted puede controlar qué tanta sal pone en ellos.

A continuación se dan algunos consejos para reducir el sodio en su régimen alimenticio.

En vez de:

- carnes ahumadas, curadas, saladas y carnes, pescados y aves de corral enlatados

- queso duro común y queso procesado, crema de cacahuate (mantequilla de maní) común

- galletas (crackers) con superficie salada

- sopas enlatadas comunes y sopas deshidratadas, caldos y cubos de caldo

- verduras enlatadas comunes

- comidas de refrigerio saladas

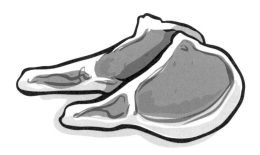

Consuma:

- carnes de res, cordero, puerco, pescado y aves de corral sin salar frescas o congeladas

- quesos con un contenido bajo de sodio, crema de cacahuate con un contenido bajo de sodio

- galletas (crackers) con la superficie sin sal

- sopas y caldos enlatados o cubos de sopa con un contenido bajo de sal

- verduras frescas y congeladas y verduras enlatadas con un contenido bajo de sodio

- "chips" de tortilla, pretzels, papitas fritas y palomitas de maíz sin sal

Llevar un registro del peso

Es importante que usted lleve un registro de su peso de manera que sepa si su cuerpo está reteniendo líquido. Usted puede hacerlo usando el cuadro que aparece a continuación para registrar su peso todos los días.

El peso normal de mi cuerpo es entre _____ y _____

(Pregunte a su médico o enfermera para
saber cuáles son esos números.))

Notas:_____

_____

Fecha/Hora	Peso	Fecha/Hora	Peso

Pida ayuda a su médico para llenar este cuadro.

Nombre	Tipo	Para que sirve	Cuándo tomarlo	Cómo tomarlo	Por cuánto tiempo tomarlo	Cuándo comenzaré a sentir el efecto	Qué hacer si se me olvida tomarlo	Efectos secundarios y qué hacer

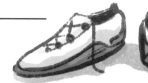
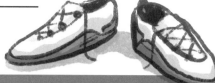

Plan de tratamiento de _____

Pida ayuda a su médico para llenar este cuadro.

Tratamiento	Ver página(s)	Detalles (con qué frecuencia, por cuánto tiempo, etc.)
Medicamentos	16-28	
Respiración con la boca fruncida	41-42	
Tos Controlada	44-45	
Tomar agua	46-47	
Ejercicios aeróbicos	52-53	
Ejercicios de respiración	54-59	
Alimentos	72-75	
Llevar un registro del peso	76	
Cuadro de medicamentos	77	
Otro		

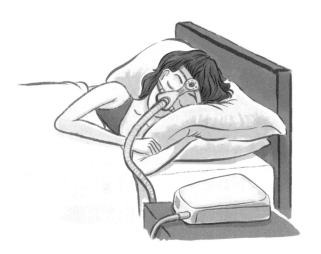

Dispositivos de Presió Positiva en las Vías Respiratorias

Es posible que su médico haya ordenado un dispositivo de presión de aire para ayudarle a respirar mientras usted duerme. Esto puede ser a causa de su enfermedad pulmonar o debido a cualquier otra afección como apnea del sueño.

Los dispositivos de presión de aire más comunes son:

- CPAP (sigla en inglés de "presión positiva continua en la vía aérea"), un tratamiento por medio del cual se envía una corriente de aire continúa a las vías respiratorias.

- BIPAP Bi-Level (sigla en inglés de "presión positiva bifásica en la vía aérea - dos niveles"), por medio del cual se proveen niveles diferentes de presión de aire cuando usted inhala y exhala.

- APAC (Presión positiva automática en las vías respiratorias) – mide su respiración y hace ajustes automáticamente.

Estas máquinas se usan colocando una máscara de plástico flexible sobre la nariz y la boca (o un poco por encima o por debajo de la nariz). Un tubo de plástico conecta la máscara a un suministro de aire. Su médico le dirá qué tanta presión de aire necesita usted.

El uso de esta máscara puede parecerle extraño al principio, pero la mayoría de las personas se acostumbran con el tiempo. Algunas personas notan que no pueden dormir sin ella una vez que se acostumbran a usarla.

Hay muchos tipos de máscaras. Si no le gusta el estilo que usted usa, comuníquese con la oficina principal de la compañía de cuidados de la salud que le provee el equipo. En muchos casos ofrecen diferentes tipos de máscaras.

Si el dispositivo le resulta incómodo o no le brinda los resultados esperados, no interrumpa su uso. Pregunte a su médico qué más puede hacer usted.

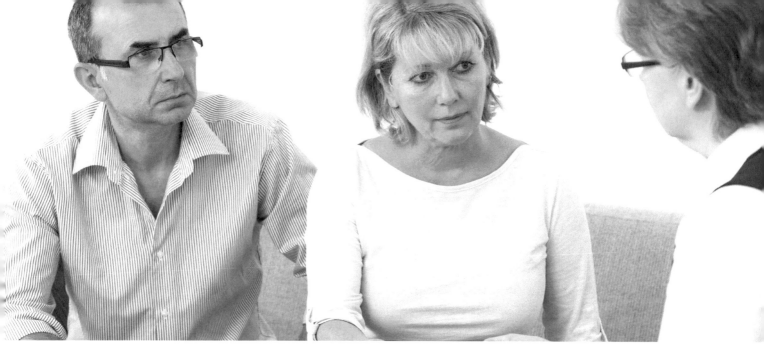

Anotaciones finales

Practique lo que ha aprendido en este libro y en otras fuentes de información y siga su plan de tratamiento todos los días. Mientras está cuidando sus pulmones, haga lo siguiente:

- Haga las preguntas que usted pueda tener a su médico, enfermera, terapeuta respiratorio o terapeuta físico.

- Tome suficientes líquidos todos los días (a menos que no se le permita por otros motivos de salud).

- Tome los medicamentos que le han recetado.

- Convierta los ejercicios corporales o de la respiración en un hábito diario.

- Consuma alimentos que lo mantengan saludable y le ayuden a combatir las infecciones.

- Hable con su familia sobre los cambios en su vida causados por una enfermedad pulmonar.

- Propóngase una meta y esfuércese para alcanzarla.

- Si todavía no lo está, inscríbase en un programa de rehabilitación pulmonar o en un grupo de apoyo para las enfermedades de los pulmones.

Made in the USA
Columbia, SC
15 September 2024

42061453R00046